ATLAS OF OTOLOGIC MICROSURGERY

耳显微外科图谱
经典耳科和侧颅底外科技术

主 编｜夏 寅

U0235357

副主编｜倪富强　薛玉斌　赵彬彬

编者及其单位

夏　寅（首都医科大学附属北京天坛医院）

倪富强（首都医科大学附属北京天坛医院）

薛玉斌（首都医科大学附属北京天坛医院）

赵彬彬（首都医科大学附属北京天坛医院）

叶　婷（首都医科大学附属北京天坛医院）

严旭坤（首都医科大学附属北京天坛医院）

曲晓鹏（首都医科大学附属北京天坛医院）

张文阳（首都医科大学附属北京天坛医院）

王　璞（首都医科大学附属北京天坛医院）

刘　强（首都医科大学附属北京天坛医院）

人民卫生出版社
·北 京·

图书在版编目（CIP）数据

耳显微外科图谱 / 夏寅主编． —北京：人民卫生
出版社，2022.1
ISBN 978-7-117-32683-4

Ⅰ．①耳…　Ⅱ．①夏…　Ⅲ．①耳疾病－显微外科学－
图谱　Ⅳ．①R764.9-64

中国版本图书馆 CIP 数据核字（2021）第 268829 号

| 人卫智网 | www.ipmph.com | 医学教育、学术、考试、健康，购书智慧智能综合服务平台 |
| 人卫官网 | www.pmph.com | 人卫官方资讯发布平台 |

耳显微外科图谱
Er Xianwei Waike Tupu

主　　　编：夏　寅
出版发行：人民卫生出版社（中继线 010-59780011）
地　　　址：北京市朝阳区潘家园南里 19 号
邮　　　编：100021
E - mail：pmph @ pmph.com
购书热线：010-59787592　010-59787584　010-65264830
印　　　刷：北京盛通印刷股份有限公司
经　　　销：新华书店
开　　　本：889×1194　1/16　印张：14
字　　　数：383 千字
版　　　次：2022 年 1 月第 1 版
印　　　次：2022 年 1 月第 1 次印刷
标准书号：ISBN 978-7-117-32683-4
定　　　价：149.00 元

打击盗版举报电话：010-59787491　E-mail：WQ @ pmph.com
质量问题联系电话：010-59787234　E-mail：zhiliang @ pmph.com

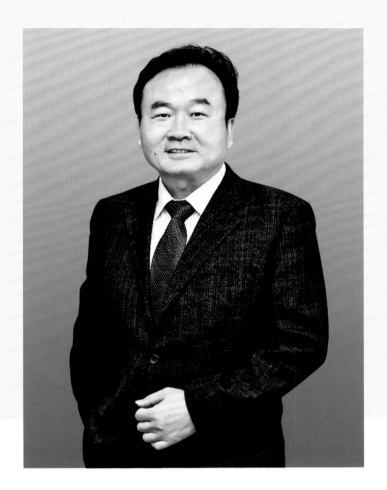

夏 寅 | 主任医师，教授
现任首都医科大学附属北京天坛医院
耳鼻咽喉头颈外科主任

1987 年在华西医科大学获学士学位后就职新疆医学院第一附属医院，开始从事耳鼻咽喉科学的临床工作。

1990 年赴山东医科大学攻读硕士学位，师从骆兆平教授开始从事耳鼻咽喉科学的科研工作。

1993 年就职山东省立医院，追随樊忠教授涉足耳外科、耳神经外科工作。

1997 年赴山东医科大学攻读博士学位，师从王天铎教授开始从事颅底外科解剖研究及头颈外科临床工作。

2000 年进入首都医科大学耳鼻咽喉科学专业博士后工作站，师从韩德民院士从事数字解剖学及微创外科研究。

2002 年就职首都医科大学附属北京同仁医院，主攻耳外科、侧颅底外科。

2006 年作为访问学者赴美国南加州大学 House 耳科研究所。访学期间追随 Derald E.Brackmann、Antonio De La Cruz、John W.House 系统学习现代耳外科理论，回国后积极推广应用各种听神经瘤手术径路，特别是经迷路径路。

2007 年作为访问学者赴瑞士 Fisch 耳科中心，师从 Ugo Fisch 教授系统学习侧颅底外科理论，回国后积极推广应用各种侧颅底手术径路，特别是颞下窝径路 A 型（颈静脉球体瘤手术）及经耳囊径路（听神经瘤手术）。

2009 年起受 Fisch 国际显微耳科基金会邀请，每年夏季赴瑞士苏黎世大学解剖学系担任 Advanced Microsurgery of the Temporal Bone（颞骨显微外科高级培训）和 Microsurgery of the Skull Base（颅底显微外科培训）两个学习班的特聘教师。

2010 年在中国率先开展 BAHA 植入手术，积极推广人工听觉植入技术。

2012 年担任副主译，协助王正敏院士翻译出版《颅底显微外科学》（Ugo Fisch. Microsurgery of the Skull Base）。

2013 年起担任《中国临床医生杂志》副主编。

2014 年起担任首都医科大学附属北京天坛医院耳鼻咽喉头颈外科主任，结合天坛神经科学优势，积极推进神经耳科学发展。主译《颞骨显微外科技术：苏黎世指南》（第 2 版）（Ugo Fisch. Microsurgery of the Temporal Bone: The Zurich Dissection Guidelines, 2nd ed）；主译《显微镜与耳科学：显微外科起源》（Ugo Fisch. Microscope and Ear: The Origin of Microsurgery）。

2016 年主编全国普通高等医学院校五年制临床医学专业"十三五"规划教材《耳鼻咽喉头颈外科学》（中国医药科技出版社）。

2017 年在《中华耳科学杂志》出版耳外科专辑：追溯学科发展历史、比较欧美耳科流派；论文 The Transotic Approach for Vestibular Schwannoma: Indications and Results 发表于 European Archives of Oto-Rhino-Laryngology。

2018 年担任中国优生科学协会第七届理事会副会长、中国优生科学协会听觉医学分会主任委员；主编《颞骨外科解剖图谱》和《侧颅底外科解剖图谱》（人民卫生出版社）。

2020 年主编《耳鼻咽喉头颈外科临床解剖学》（第 2 版）（山东科学技术出版社）；担任中国医疗保健国际交流促进会颅底外科学分会秘书长，积极推进多学科协作、促进颅底外科学发展。

2021 年主译《听神经瘤外科新技术》（中国科学技术出版社）（原著为 Luciano Mastronardi, Takanori Fukushima, Alberto Campione. Advances in Vestibular Schwannoma: Improving Reaults with New Technologies）；主译《颈静脉孔区肿瘤》（中国科学技术出版社）（原著为 Ricardo Ramina, Marcos Soares Tatagiba. Tumors of the Jugular Foramen）。

The history of skull base surgery has gone back over half a century. William House in Los Angeles was one of the most early otologists who attempted surgical interventions with the microscope beyond the middle ear in the internal auditory canal. The microsurgical techniques introduced by William House opened the way for the removal of tumors situated in the internal auditory canal, the middle and posterior cranial fossa.

In 1964 William House published a monograph on the results obtained with the translabyrinthine removal of acoustic neuromas. The mortality involved in this surgery was reduced from 20-30 percent to less than 2 percent. Prof. Hugo Krayenbühl world-renowned director of the Neurosurgical Department of the University of Zürich was so impressed by the results obtained by W.House that he decided to send me to Los Angeles to learn the new neuro-otologic techniques. Back in Zürich I initiated an interdisciplinary cooperation with Gazi Yasargil which led to the creation of a world center of skull base microsurgery. This evolution is documented in the book published by G. Yasargil in 1969 on "Microsurgery applied to Neurosurgery". This book contains a chapter written by me on Oto-Neurosurgical Operations which includes the first description of my transtemporal supralabyrinthine approaches to the internal auditory canal, the eighth and seventh nerves.

After my nomination as Director of the ENT Department of the University Hospital in Zurich I worked intensively to expand the surgical concepts learned in the USA developing a series of 7 new approaches for the removal of lateral skull base lesions that were considered inoperable before. These operations were described step by step in the book "Microsurgery of the Skull Base", which was published in 1988 and is still considered as one of the basic publications regarding microsurgery the lateral skull base.

The introduction of computerized tomography (CT) in 1972 and of magnetic resonance imaging (MRI) in 1982 had a determinant influence for the development and maturity of microsurgery of skull base. The growing interest for the skull base made it necessary to establish diagnostic and interventional neuroradiology as a special field of radiology. Anton Valavanis, the first head of the Neuroradiolgy Institute in Zurich, working in close collaboration with Gazi Yasargil and me developed investigations and interventions (such as angiography, embolization and balloon occlusion of the internal carotid artery) which became essential for the diagnosis and treatment of vascular skull base lesions (e.g. temporal paragangliomas, juvenile nasopharyngeal angiofibromas) and of malignant tumors (adenoid cystic and squamous cell carcinomas of the nasopharynx and infratemporal fossa).

The first European practical course in Microsurgery of the internal auditory canal took place in Zurich in 1970 under my direction and with the participation of William House. Since then similar courses were organized in Zurich every two years. The First International Congress on Microsurgery of the Skull Base took place in Zurich in 1988. At this time the International Skull Base Society was constituted by Gazi Yasargil, Anton Valavanis and me. Through the years many otologists came from around the world to the ENT Department of the Zurich University Hospital to learn the basic steps of the microsurgical techniques used for skull base surgery.

In 1998 the Fisch International Microsurgery Foundation (FIMF) was established in Zurich, aim to promote the exchange of information between skull base centers of the world, to organize annual teaching courses and to offer 3-month fellowship in Zurich. The FIMF annual practical skull base courses take place today at the Anatomy Department of the University of Zurich. Skull base surgery has not only permitted removal of tumors formerly considered as inoperable, but has also widened the anatomical knowledge of this difficult area so that the otoneurosurgeon has become familiar with structures, like facial nerve, large arteries and veins supplying the brain, that were considered previously too difficult to expose safely.

In 2007 Yin Xia was invited as a FIMF fellow in Zurich to learn the new microsurgical techniques. Back in China, Yin Xia started his work on the lateral skull base surgery under my guidance by E-mail and in 2009 was invited to become a tutor of the FIMF Microsurgery Skull Base Courses taking place at the Anatomy Department of the University of Zurich. Yin Xia has assisted Academician Zhengmin Wang to translate my book on Microsurgery of the Skull Base to Mandarin und contributed to spread the philosophy of the Zurich microsurgical techniques. From 2015 Yin Xia has organized the Beijing Tiantan Microsurgery Skull Base Courses based on the experience gained with the Zurich Courses. Many otologists from China and neighbouring countries came to the ENT Department of the Beijing Tiantan Hospital to learn the basic steps of microsurgery of the lateral Skull Base.

I am sure that the admirable step by step anatomical dissections presented by Yin Xia in this atlas will help many interested Chinese otoneurosurgeons to learn the microsurgical techniques necessary to master adequately their work in the lateral skull base.

Ugo Fisch

2018.3.3

众所周知，现代耳外科学发端于 20 世纪 50 年代，手术显微镜的发明使得耳显微外科得以迅速发展，成为一门独立的医学分支学科。手术显微镜的应用可使外耳、中耳及内耳获得良好的照明，便于暴露术野、清除病变、保留功能，由此真正进入现代耳外科学时代。历经半个世纪的快速发展，现代耳外科学中的颞骨外科理论体系已得到临床实践的充分验证，从外耳到内耳的手术包括外耳道成形术、鼓膜成形术、鼓室成形术、乳突切除术、听骨链重建术、镫骨成形术、人工耳蜗植入等。由耳外科到颞骨外科，再扩展到侧颅底外科是历史的必然。侧颅底外科是多学科合作的新领域，需要具备耳外科的精细操作、头颈外科的基本技巧以及神经外科相关知识。鉴于颅底解剖结构复杂、神经血管密布、功能十分重要，手术成功依赖于一个团队聚焦于大脑与颅底之间开展多学科合作，提高手术成功率必须依赖诸多相关学科的发展。当然，侧颅底手术所需基本技巧主要来源于颞骨解剖操作，属于硬脑膜外区域，而硬脑膜内病变才是神经外科医师的专长，因此熟悉颞骨及邻近区域的耳外科专家最适合挑战侧颅底外科。

在向 William House 等大师们学习的基础上，Ugo Fisch 教授勇于创新、另辟蹊径，集数十年临床经验、经耳外科临床实践、由教学证明其价值，建立了独特的耳外科技术体系，形成了自己的临床哲学思想。Fisch 教授认为安全实施耳科手术所需的操作技能只能在正确的教学指导下、通过系统而认真的颞骨解剖训练来获取，唯有如此才能学会恰如其分地完成外耳道成形术、磨除外耳道前壁悬突骨质而又不损伤颞下颌关节，安全地轮廓化半规管、面神经管达到正确地清除迷路周围气房的目的。Fisch 教授特别强调，充分暴露是手术获得成功的先决条件，力求在暴露病变和保留功能之间达到最佳平衡，换言之，牺牲一些表浅的、无关紧要的结构更有利于保留深层次的重要结构。鼓膜成形术的失败大多是外耳道暴露不充分造成，开放式乳突根治术腔潮湿通常是轮廓化不充分所致，镫骨外科手术失败通常是外耳道狭窄、术野暴露有限引起。Fisch 强调侧颅底外科主要原则：

1. 通过尽量磨除颅底骨质而不是牵拉大脑创造手术空间　熟悉颞骨解剖结构，通过熟练使用电钻轮廓化颞骨内所有重要结构（颈内动脉、面神经、乙状窦等）；尽管磨除骨质可能多花费 1～2 个小时，但切除肿瘤更容易且省时，并不增加手术总时间。

2. 尽可能保持在硬脑膜外切除肿瘤　尽量减少对脑组织的扰动、减轻对脑膜的损伤、降低脑脊液漏的发生率，岩骨次全切除术是多种侧颅底手术的基本步骤。

3. 封闭术腔　磨除所有的颞骨气房；封闭咽鼓管鼓室口；封闭外耳道形成盲袋；利用腹部脂肪和肌组织封闭术腔（避免术后发生脑脊液漏）。

4. 掌握平衡原则　在暴露术野、切除病变和保留功能之间寻求平衡，充分的暴露是手术获得成功的先决条件，宁愿以手术造成一些次要结构损伤去换取保留重要结构、避免术后并发症。

Fisch 教授是指引我前进方向的大师之一，另外四位就是尊敬的骆兆平教授、樊忠教授、王天铎教授和韩德民院士。骆教授早在中华人民共和国成立初期就名扬海内，曾主编耳鼻咽喉科教材，培养了一代又一代耳鼻咽喉科人才。1990 年承蒙骆教授不弃，我追随骆教授进入耳鼻咽喉科学术殿堂。得益于山东省立医院雄厚的耳科实力，樊忠教授为我打开了耳神经外科之门。从最初的仰慕到其后的追随，樊教授广博的学识、敏锐的判断、无畏的勇气、娴熟的技巧令我望其项背，讷于言而敏于行，不愧一代宗师风范。7 年的学习工作经历使我得以初窥耳科奇妙世界，为进军耳外科做好了知识储备工作。1997 年拜师王天铎教授，实现了我人生的梦想。王教授思维活跃、老而弥坚、博览群书、聚焦前沿，敏锐预测颅底外科将是下一个学术制高点。既指导我开展颅底解剖研究，又强化头颈外科临床训练，3 年的博士生涯奠定了我涉足颅底外科的坚实基础，王教授永无止境、勇攀高峰的献身精神永远激励我努力向前。2000 年投奔韩德民院士，2 年的博士后工作经历极大提升了我的实力和眼界。结合学科发展的需要，韩院士给我指明耳外科、颅底外科发展方向，百年同仁的底蕴、金字招牌的影响为我的成长提供了丰富的营养。为了与国际接轨，韩院士又特意把我送到美国 House 耳科研究所、瑞士 Fisch 耳科中心深造，使我得以看清差距、明确追赶方向。运气总是眷顾有备之人，2007 年我终于来到 Fisch 教授身边。Fisch 教授大名如雷贯耳，学术成就令人敬仰，能够当面聆听教诲可谓三生有幸。先生学富五车、才高八斗、著作等身、誉满全球，赠送专著、解剖训练，讨论病例、亲自示范，不厌其烦、诲人不倦。并无传说中的严厉，只有工作中的严谨，Fisch 教授的言传身教令我的困惑烟消云散；既关注技术细节，更强调外科理念，努力追求上升到哲学层面。传授我的是精湛技术和先进理念，震撼我的是高贵品格与大师风范。回国之后继续受教于 Fisch 教授远程指导，一个个病例、一封封邮件、一次次笔谈、一步步实践，越来越多的患者受益于 Fisch 教授的无私指点。让我倍感荣幸的是受 Fisch 教授邀请、2009 年起每年赴苏黎世大学解剖学系担任高级颞骨解剖学习班、颅底外科解剖学习班指导老师，协助 Fisch 教授为世界各地培训耳外科及颅底外科人才。师恩难忘，无以为报，告慰恩师的最好礼物可能就是患者的笑脸。

　　正是体会到成长为耳外科医师的艰难之处，而成长为颅底外科医师更为不易，本人非常乐意做一点儿具体工作，来帮助年轻医师尽可能少走弯路，顺利跨过门槛。编写此手术图谱的目的是为耳外科、侧颅底外科最常见的问题提供实用方法，这些都是 Fisch 教授应用了 30 年、经耳外科实践和教学证明确有价值的外科手术。本图谱的特点是体现 Fisch 教授的哲学思想，以先进的理念、科学的设计、可靠的步骤、精细的操作来完成每一例手术，由笔者实施手术并拍摄照片，以准确、翔实的手术图片对耳外科、侧颅底外科手术步骤进行循序渐进的诠释，对每一步骤及隐含其中的原理进行细致说明和详细阐述，力求在重现每一个画面的同时传达手术的要点，力求即使初学者也可以按图索骥地掌握手术方法。外科手术好似下棋，深思熟虑方可行动，必须做到胸中有数。手术过程应该是一个不断验证术前判断的过程，而不是一个意外发现不断的过程。唯有持之以恒地遵循正确的手术原则，才能使术者即使面临意外也能处置得当，避免外科事故。

夏　寅
2021 年 9 月

目录 CONTENTS

目录 CONTENTS

绪论
INTRODUCTION

自古以来，耳部疾病（外伤、感染、肿瘤、畸形及听觉障碍等）严重影响人们日常生活质量，相关诊治历史悠久，耳科手术早已有之。1736 年法国 J-L Petit 实施了世界上首例乳突切开术。1800 年英国 A. Cooper 报道了鼓膜切开术。1845 年 G. Lincke 报道了鼓膜置管术和鼓膜修补术。1860 年法国 A. Forget 使用圆凿、锤子开放乳突。1873 年德国 H. Schwartze 报道了单纯乳突切开术。1893 年英国 W. MacEwen 使用牙科电钻完成乳突切除术。1896 年英国 T. Barr 使用电钻完成乳突切除术。

尽管耳科学历史悠久，但现代耳外科学的发展与 1953 年德国 H. Littmann 和 E. Zeiss 发明的世界上第一台双目手术显微镜（OPMI 1）密切相关。OPMI 1 显微镜的应用彻底颠覆了以往耳科手术的理念，开创了现代耳显微外科技术的先河，实现了从普通耳科手术到显微耳科手术的转变，耳科手术史由此可以划分为两个阶段：前 OPMI 1 期和 OPMI 1 期。手术显微镜的发明使得显微外科得以迅速发展，成为一门独立的医学分支学科，外耳、中耳及内耳得以良好照明，便于暴露术野、清除病变、保留功能，由此真正进入现代耳外科学阶段。德国 H. Wulllstein 和 F. Zöllner 共同参与了 OPMI 1 型显微镜的研制，并于 1953 年首次提出鼓室成形术分类法，被称之为"鼓室成形术之父"，从此慢性化脓性中耳炎的手术治疗进入规范化阶段。如果说中耳炎手术代表了耳科手术的广度，那么镫骨手术就代表了耳科手术的精度。在镫骨手术的发展方面：1958 年美国 J. Shea 发明了镫骨切除术。1960 年美国 H. Schuknecht 发明了镫骨部分切除术。1962 年比利时 J. Marquet 报告了镫骨足板开窗术。

历经数十年的快速发展，现代耳外科学理论体系已基本完善，由耳外科扩展到颞骨外科，再拓展到侧颅底外科是历史的必然。侧颅底外科是多学科合作的新领域，需要具备耳外科的精细操作、头颈外科的基本技巧以及神经外科相关知识。鉴于侧颅底解剖结构复杂、神经血管密布、功能十分重要，手术成功有赖于手术团队在大脑与颅底之间开展密切的多学科合作，因此提高手术成功率必须依赖诸多相关学科的发展。因此开展侧颅底外科工作必须具备：一是全面掌握耳鼻咽喉头颈外科（包括腮腺）手术技巧；二是与神经外科医师密切合作，借鉴神经外科的手术原则。当然，侧颅底手术所需基本技巧主要来源于颞骨解剖训练，属于硬脑膜外区域，而硬脑膜内病变才是神经外科医师的专长，因此熟悉颞骨及邻近区域的耳外科专家最适合挑战侧颅底外科。

美国 W. House 创立了现代颅底外科，被国际公认为现代耳外科和侧颅底外科先驱。W. House 不但将显微技术应用于颞骨手术，而且将其延伸至侧颅底手术：1961 年他改进了经颅中窝径路应用于听神经瘤的切除，使此径路得到广泛应用；1964 年他报道了显微镜下经迷路径路切除听神经瘤，该术式大大降低了手术死亡率。W. House 的另一个突出贡献在人工听觉植入领域：1973 年首次实施人工耳蜗植入，将电极植入耳蜗使聋耳恢复听力，帮助患者获得语言交流能力；为解决双侧听神经瘤（neurofibromatosis type 2，NF2）患者术后听力丧失问题，推广实施人工听觉脑干植入（auditory brainstem implant, ABI）技术，帮助聋人回归有声世界。

瑞士 U. Fisch 是国际上公认的"侧颅底外科之父"。他开创了 7 种切除侧颅底病变的新术式。1970 年由 U. Fisch 主导、W. House 参与的第一届欧洲内耳道显微外科年会于瑞士苏黎世召开。1976 年他指导瑞士 Bien-Air 公司研制耳科专用电钻。1980 年他报道了镫骨造孔术（缩小镫骨足板开窗直径）。1988 年第一届国际颅底显微外科大会在苏黎世召开，U. Fisch、M. G. Yasargil 和 A. Valavanis 牵头组建了国际颅底协会，并出版了 *Microsurgery of the Skull Base*，迄今被公认为侧颅底外科奠基之作。1994 年他发明了全听骨链钛制假体（1996 年首次植入）。1997 年完成世界第一例振动声桥（vibrant soundbridge，VSB）植入手术。1998 年 Fisch 国际显微外科基金会（Fisch International Microsurgery Foundation，FIMF）在瑞士苏黎世成立，同时 Fisch 教授每年在苏黎世大学解剖学系举行颞骨解剖学习班和颅底解剖学习班，为世界各地培训耳科、侧颅底外科医师。

U. Fisch 集数十年临床经验、经耳外科临床实践、由教学证明其价值，建立了独特的耳外科技术体系，奠定了侧颅底外科的基石，形成了自己的临床哲学思想。U. Fisch 认为安全实施耳科、颅底手术所需的操作技能只能在正确的教学指导下，通过系统而认真的颞骨与颅底解剖训练获取，唯有如此才能学会恰如其分地完成外耳道成形术、磨除外耳道前壁悬突骨质而又不损伤颞下颌关节，安全地轮廓化半规管、面神经管达到正确地清除迷路周围气房的目的。

U. Fisch 特别强调，充分暴露是手术成功的先决条件。鼓膜成形术失败大多是外耳道暴露不充分造成；开放式乳突根治术术后的术腔潮湿通常是轮廓化不充分所致；镫骨外科手术失败通常是外耳道狭窄、术野暴露有限引起。他力求在暴露病变和保留功能之间达到最佳平衡，换言之牺牲一些表浅的、无关紧要的结构更有利于保留深层次的重要结构。由于目前外科手术锻炼机会减少，加大了对实用耳科技术的需求，比如 U. Fisch 倾向于应用耳后切口进路而不是借助耳内镜的外耳道进路，因为前者可提供更充分的暴露并允许术者的双手操作。

U. Fisch 强调侧颅底外科主要原则：

1. 通过尽量磨除颅底骨质而不是牵拉大脑创造手术空间 熟悉颞骨解剖结构，通过熟练使用电钻轮廓化颞骨内所有重要结构（颈内动脉、面神经、乙状窦等）。尽管磨除骨质可能多花费 1～2h，但切除肿瘤更容易且省时，并不增加总的手术时间。

2. 尽可能保持在硬脑膜外切除肿瘤 尽量减少对脑组织的扰动、减轻对脑膜的损伤、降低脑脊液漏的发生率。

3. 封闭术腔 磨除所有的颞骨气房；封闭咽鼓管鼓室口；封闭外耳道形成盲袋；利用腹部脂肪和肌组织封闭术腔（避免术后发生脑脊液漏）。

4．掌握平衡原则　在暴露术野切除病变和保留功能之间寻求平衡，充分的暴露是手术获得成功的先决条件，宁愿以手术造成一些次要结构损伤去换取保留重要结构、避免术后并发症。

　　编写此手术图谱的目的是希望就耳外科、侧颅底外科最常见的手术技术提供翔实的操作步骤和手术，这些手术技术都是 U. Fisch 应用了 30 年、经耳外科实践和教学证明颇具价值。本图谱的特点是体现 U. Fisch 的哲学思想，以先进的理念、科学的设计、可靠的步骤、精细的操作来完成每一例手术，由作者亲自实施手术并拍摄照片，以准确、翔实的手术图片对耳外科、侧颅底外科手术步骤进行循序渐进的诠释，对每一步骤及隐含其中的原理进行细致说明和详细阐述，力求在重现每一个重要手术画面的同时传达手术的要点，使初学者也可以按图索骥地掌握手术方法。在内容编排上，本图谱完整地展示了 U. Fisch 技术体系：首先是最基本的中耳手术（针对慢性化脓性中耳炎），涉及外耳道成形术、鼓膜修补术、听骨链成形术、乳突根治术（开放及闭合技术）等；在此基础上，由中耳向内耳进军，介绍了镫骨开窗术（针对耳硬化症）和人工耳蜗植入术（针对重度感音神经性听力损失）；进一步深入拓展，涉及颞骨外科的基本手术——岩骨次全切除术。岩骨次全切除术既是一个独立术式（主要应用于岩骨胆脂瘤、良性肿瘤、脑脊液漏等疾病的手术治疗），又是多种侧颅底手术的基本步骤。在岩骨次全切除术的基础上向颅后窝延伸就是经耳囊径路，主要应用于听神经瘤切除等。在岩骨次全切除术的基础上向颈部延伸就是颞下窝径路 A 型，主要应用于颈静脉孔区肿瘤切除等。在岩骨次全切除术的基础上向前延伸就是颞下窝径路 B 型，主要应用于处理岩尖病变等。

　　工欲善其事，必先利其器。如前所述，现代耳科学发端于 20 世纪 50 年代，正是手术显微镜、高速耳科电钻、耳科显微器械的发明和应用极大地推动了耳外科、侧颅底外科的发展。本图谱的另一特点就是简要图示了实施以上手术所需的设备及器械，以便读者可以按图索骥、规范使用。

上篇 | 颞骨显微手术
PART 1　TEMPORAL BONE MICROSURGERY

第一章	**闭合式技术**
	CHAPTER 1 CLOSED CAVITY TECHNIQUE

闭合式技术（closed cavity technique）是 Fisch 教授提出的针对慢性化脓性中耳炎的手术方式。该技术至少包含两个术式：骨性外耳道成形术（canalplasty）和鼓膜成形术（myringoplasty）。这是处理单纯鼓膜穿孔的方法。如果发现听骨链中断，需要同时实施听骨链成形术（ossiculoplasty）。如果发现乳突存在病变，需要同时实施乳突根治术（mastoidectomy）。

第一节	**概述**
	OVERVIEW

一、骨性外耳道成形术
CANALPLASTY

通过环行扩大骨性外耳道以便在一个显微镜视野下看清整个鼓环（不需反复调整显微镜角度）。一般情况下，由于颞骨鼓部遮挡导致观察鼓膜前下部视野受限，正确的扩大外耳道的方法是利用耳科电钻磨除外耳道前方突出的骨质。外耳道暴露是否充分不但影响手术后续操作，而且可能影响术后恢复。

● **适应证**

鼓膜穿孔尤其是鼓膜前方穿孔或大穿孔者，为了充分暴露前方鼓膜及鼓环，均需行骨性外耳道成形术。

● **手术步骤**

1. 做耳后 C 形切口　使用 15 号刀片做耳后 C 形切口，范围：上自耳郭附着处上方 0.5cm、后达耳郭后沟后 2cm、下至乳突尖表面。

2. 切制耳后骨膜瓣　紧贴乳突骨膜及颞肌表面向前分离耳后皮瓣至耳郭后沟。使用 15 号刀片沿颞线方向切制骨膜瓣上切缘，平外耳道底向后切制骨膜瓣下切缘，宽度示指大小、长度 2cm，连接上下缘的后端形成后切缘。在乳突表面利用 Key 剥离子向前分离骨膜瓣，直至暴露骨性外耳道后壁，充分暴露乳突表面。

3. 横行切开外耳道后壁皮肤　使用 11 号刀片沿骨性外耳道口水平从 12 点～7 点（右），横行切断外耳道后壁皮肤，开放外耳道。将切口上端向前延伸至 1 点处，暴露鳞鼓裂。切口下缘需暴露鼓乳裂。

4. 制作外耳道皮瓣　仔细剥离、制作蒂在前方的外耳道大皮瓣才可能在显微镜视野下看清整个鼓膜（这种皮瓣的优点就在于通过蒂部保持皮瓣血液供应）。剥离外耳道皮瓣：小心暴露全部颞骨鼓部，从前上方的鼓鳞裂到颞骨鼓部后外侧面暴露外耳道皮瓣的蒂部。使用 Key 剥离子分离覆盖颞骨鼓部后表面的皮肤，剥离子沿着骨性外耳道的前壁外侧部移动，暴露颞骨鼓部上缘。从鼓乳裂到鼓鳞裂彻底暴露颞骨鼓部，为磨除骨性外耳道做好准备。

5. 磨除外耳道悬突骨质　通过狭窄的外耳道难以看清鼓环前下方，可在外耳道底壁 6 点处磨一骨沟直到清晰看见鼓环白线（此项技术可避免损伤面神经、颈静脉球或颈内动脉，因为在鼓环外侧磨除外耳道底壁骨质不会接触这些结构）。

6．完整显露鼓环 确认下方鼓环后，逐步暴露前、后鼓嵴。磨除所有悬突骨质后使骨性外耳道呈肾形或蚕豆形（注意保护前方的颞下颌关节），不需调整显微镜的位置即可看清鼓环全貌。

技巧与要点

- 耳后切口范围向下必须至乳突尖表面以便充分暴露术野，此操作不会伤及腮腺段面神经。
- 分离耳后皮瓣勿分离过深，避免伤及颞肌或损伤颞肌筋膜，否则会导致出血、影响颞肌筋膜取材。
- 临床上往往称耳后骨膜瓣为肌骨膜瓣，其实此处不含肌肉、只有乳突骨膜。
- 既要分离骨膜瓣以便完全暴露乳突表面，又不必过分向前分离骨膜瓣以免损伤外耳道后壁。
- 鼓鳞裂与鼓乳裂是外耳道皮肤与外耳道粘连最紧处，充分暴露鼓鳞裂、鼓乳裂后再仔细分离、制作外耳道皮瓣。

特定器械

15 号、11 号刀片，Key 剥离子。

二、鼓膜成形术
MYRINGOPLASTY

利用颞肌筋膜等材料修补鼓膜穿孔。

● **适应证**

适合各种大小的鼓膜穿孔。

● **手术步骤**

1．切取颞肌筋膜 使用 11 号刀片沿颞线上方约 5mm 在颞肌表面从前向后切开颞肌筋膜。使用剥离子紧贴颞肌筋膜内面（颞肌表面）予以分离，从下向上、从后向前分离颞肌筋膜。左手使用小弯钳夹持颞肌筋膜，右手持眼科剪切取 1.5cm × 1.5cm 颞肌筋膜全层。

2．制作新鲜穿孔边缘 使用超精细活检钳将原穿孔边缘撕掉，形成新鲜创缘，以利于鼓膜愈合。

3．制作新鼓膜固定点 使用 Fisch 显微剥离子从后鼓棘掀起后上外耳道皮肤-鼓膜瓣，并将下方鼓环从鼓沟分起。继续向前掀起外耳道皮肤-鼓膜瓣至 8 点方向（左），以获得足够的前部空间固定移植膜。遇到大穿孔或前方穿孔时使用 Fisch 显微剥离子在锤骨前方 10～11 点方向间将鼓环从鼓沟分离。

4．切制外耳道皮肤-鼓膜瓣 掀起外耳道皮肤-鼓膜瓣，暴露锤骨柄、砧骨长突和镫骨。注意保护鼓索，使用 Fisch 肌腱刀从鼓膜内侧面分离鼓索。使用鼓室成形显微剪将掀起的外耳道皮肤-鼓膜瓣从后向前切至穿孔处，形成上、下两片（摇门技术，swing door）。

5．制作鼓室探查窗 使用 2mm 金刚钻磨除部分外耳道后上壁骨质、进入鼓室，暴露鼓索、锤骨头、砧锤关节、砧骨长突、砧镫关节和镫骨，以便确认听骨链的完整性。使用 1.5mm 45° 钩针清理锤骨尖附着上皮。

6．磨制新鼓沟 使用 2mm 金刚钻在骨性外耳道底壁和后壁表面磨出一个新鼓沟，以便放置筋膜。

7．放置颞肌筋膜 在颞肌筋膜一侧切制筋膜切口，长度为 3～4mm。使用鳄嘴钳将修剪好的颞肌筋膜封闭鼓室。使用 2.5mm 45° 钩针将颞肌筋膜分别放置在固定点。

8. 完成鼓膜成形术　复位外耳道皮肤－鼓膜瓣，压在颞肌筋膜、鼓环表面，完全封闭鼓膜穿孔。

技巧与要点

- 颞线为颞肌与颞肌筋膜附着处，因此切口需在颞线上方以便切开颞肌筋膜，但切口勿太深，避免伤及颞肌导致出血。
- 分离颞肌筋膜勿过深，以免损伤颞肌导致出血。
- 避免切取颞肌筋膜浅层，因为浅层太薄、不适合修补鼓膜。
- 所取筋膜面积需略大于鼓膜面积，保证筋膜修剪后足够覆盖鼓环、封闭穿孔。
- 制作新鲜穿孔边缘需在制作外耳道皮肤－鼓膜瓣之前完成，以保证鼓膜有足够的张力。
- 注意保护鼓索。
- "摇门技术（swing door）"可以充分暴露鼓室及鼓室内的病变，修补穿孔以后再将上、下两片复位。
- 暴露听骨链是为了确认听骨链的完整性和活动度，以保证鼓膜成形术的效果。
- Fisch 认为，内植法和外植法是根据移植物与鼓沟的位置关系不同来划分，不考虑鼓环的位置关系。

特定器械

11 号刀片、小弯钳、眼科剪、剥离子、超精细活检钳、Fisch 显微剥离子、Bellucci 剪、1.5mm 45° 钩针、2.5mm 45° 钩针、鳄嘴钳。

三、闭合式乳突根治术
CLOSED MASTOIDECTOMY

闭合式乳突根治术是在保留骨性外耳道后壁、顶壁完整的前提下完成。乳突腔应完全敞开，形成浅碟状，便于彻底清除病变。

● **适应证**

慢性化脓性中耳炎患者乳突气化良好，且病灶范围局限者。

● **手术步骤**

1. 开放鼓窦　鼓窦位于颞线与外耳道后壁切线交叉处的前下方，鼓窦开放术的目的是探查上鼓室与中鼓室是否通畅。使用 5～7mm 切割钻顺着颞线从前向后磨除鼓窦表面骨皮质。完成鼓窦开放：继续使用切割钻磨除颅中窝脑膜表面的骨质，使用金刚钻轮廓化中颅底，表面仅留骨壳，不暴露颅中窝硬脑膜。沿着轮廓化的颅中窝底向内即可显露鼓窦，开放鼓窦至暴露外半规管。冲水试验是从鼓窦进行冲洗，确认林格液顺利进入中耳并从外耳道流出，这种情况下无需处理听骨链。否则说明听小骨及周围组织粘连，阻碍上、中鼓室交通，需要沿轮廓化的颅中窝底向前磨除骨质直至暴露砧骨和锤骨（开放上鼓室）。如果有瘢痕组织或肥厚黏膜应予以清理，使鼓窦入口畅通。

2. 乳突轮廓化　向前轮廓化外耳道后壁，向后轮廓化乙状窦、暴露窦脑膜角，向上轮廓化中颅底，向下轮廓二腹肌嵴。术腔内壁显露外半规管、后半规管、面神经垂直段。定位面神经：轮廓化二腹肌嵴，沿二腹肌嵴向前辨认茎乳孔骨膜（向前下弯曲），轮廓化茎乳孔，此为面神经垂直段下极。轮廓化后半规管，后半规管壶腹前方 2mm 是面神经垂直段上极。据此可判断面神经垂直段的走行。

3．开放面隐窝（开放后鼓室）　面隐窝为位于面神经锥曲段、鼓索、后拱柱和外耳道后壁之间的空间，磨除面神经锥曲段和鼓索之间的骨质，在看清面神经的前提下尽量扩大面隐窝。后鼓室开放术就是开放一个中耳通道，通过面隐窝识别以下中耳结构：镫骨和镫骨肌腱、面神经鼓室段、蜗窗、砧骨短突和长突、锤骨、匙突、鼓膜张肌腱等。

4．开放上鼓室　沿中颅底继续向前磨除骨质至颧弓根，使用切割钻磨除上鼓室外侧壁，使用金刚钻轮廓鼓室盖，显露上鼓室内砧骨、锤砧关节、锤骨头。

▌技巧与要点

先完成骨性外耳道成形后再行鼓窦开放术，如果先行鼓窦开放再行外耳道成形则可能导致外耳道后壁过于靠前，因此，先行外耳道成形即先确定了外耳道后壁的位置，再行鼓窦开放。

轮廓化乙状窦、暴露窦脑膜角时请勿在小洞中或悬骨下操作。

根据外半规管、后半规管和茎乳孔判断面神经的走行，应使用大金刚钻头磨除覆盖于面神经表面的骨质，轮廓化面神经乳突段。

开放面隐窝时应避免暴露面神经（保留一层骨壳）。钻头勿碰砧骨。不要损伤鼓索和鼓环。外耳道后壁勿磨太薄以免发生迟发性萎缩。使用金刚钻磨低覆盖外半规管、面神经锥曲段和鼓室段后部的骨质也可以暴露鼓索。

开放上鼓室时注意既要显露听小骨又不能接触听小骨以免引起耳鸣、听力下降。建议磨除外耳道顶壁时使用直径较小的金刚钻，避免影响听骨链的完整性。

第二节	**手术图解** SURGERY ILLUSTRATION

图 1-1　耳后切口示意

使用 10 号刀片切制耳后 C 形切口，范围：上方起自耳轮附着缘上方 0.5cm，后距耳郭后沟后 2cm，下至乳突尖表面

▌注意事项

此切口宜大，便于暴露及处理深部结构，不必担心切口下端可能伤及腮腺段面神经。

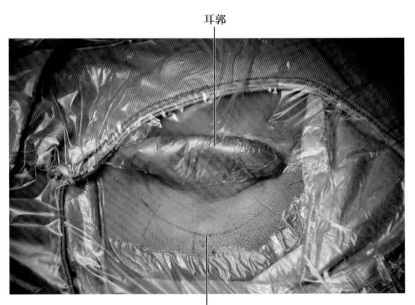

耳郭

切口

耳郭

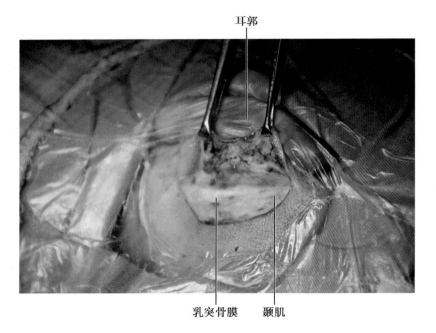

乳突骨膜　颞肌

图1-2　分离皮下组织

切开皮肤、皮下组织，向前分离皮瓣，暴露乳突骨膜与颞肌。

▐ **注意事项**

切制适当厚度皮瓣：皮瓣太薄可能遗留过多皮下组织于乳突表面，不利于后续分离操作。皮瓣太厚则影响后续制作骨膜瓣，且可能伤及颞肌等。

颞肌筋膜

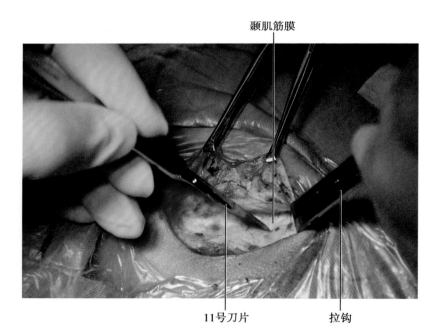

11号刀片　拉钩

图1-3　切开颞肌筋膜

利用剥离子紧贴颞肌表面从下向上、从后向前分离颞肌表面皮下组织，然后利用拉钩牵拉皮肤以便最大限度暴露颞肌。使用11号刀片沿颞线上方约5mm在颞肌表面从前向后切开颞肌筋膜。

▐ **注意事项**

切口位置不宜过低：切在颞线上不利于分离颞肌筋膜。也不宜过深：可能伤及深面颞肌导致出血较多。

图1-4　分离颞肌筋膜

利用剥离子从筋膜切口伸入筋膜深面，于颞肌表面广泛分离筋膜。

注意事项

分离颞肌筋膜不宜过深以免损伤颞肌导致出血。

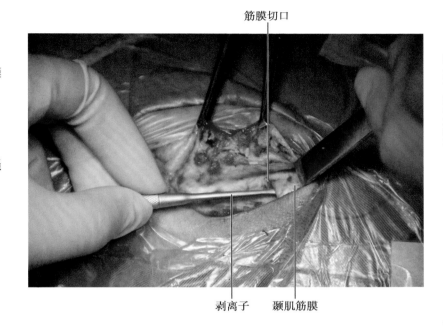

筋膜切口

剥离子　颞肌筋膜

图1-5　切取颞肌筋膜

右手持蚊氏止血钳夹持颞肌筋膜，左手持眼科剪切取颞肌筋膜全层。

注意事项

应该切取颞肌筋膜，避免切取颞浅筋膜。

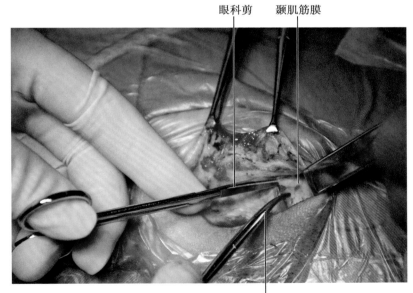

眼科剪　颞肌筋膜

蚊氏止血钳

颞肌

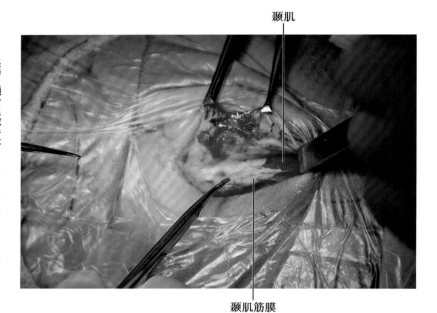

颞肌筋膜

图 1-6 取出颞肌筋膜

剪取大小合适的颞肌筋膜（约 1.5cm×1.5cm），以备修补鼓膜。

注意事项

颞肌筋膜大小够用即可：太大并无必要，太小则不足以封闭穿孔。

骨膜瓣　第一切口　颞肌

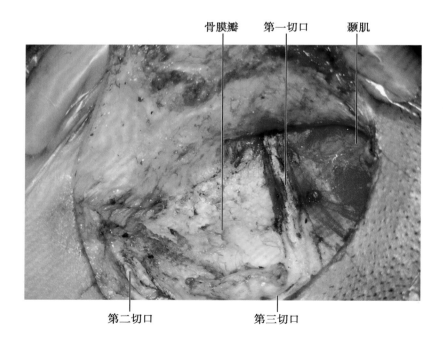

第二切口　　　第三切口

图 1-7 切制耳后骨膜瓣

切制蒂在前方的耳后骨膜瓣：使用 15 号刀片沿颞线方向切制骨膜瓣上切缘（第一切口），平外耳道底向后切制骨膜瓣下切缘，宽度示指大小、长度 2cm（第二切口）。连接上下切缘的后端形成后切缘（第三切口）。

注意事项

耳后骨膜瓣的大小因人而异，笔者主张宜大不宜小，以便修复缺损。

图 1-8 暴露乳突骨皮质

利用骨膜剥离子沿乳突表面向前分离骨膜瓣，暴露乳突表面骨皮质。

注意事项

乳突后下方粘连较重，可以利用电刀等切开，以便分离。

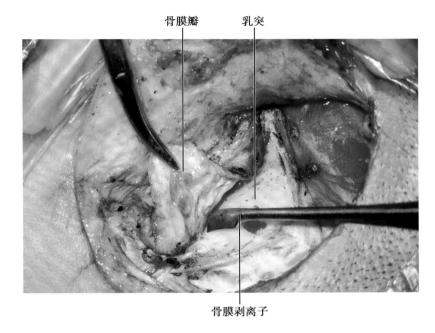

骨膜瓣　乳突

骨膜剥离子

图 1-9 暴露外耳道后壁皮肤

向前分离骨膜瓣至外耳道后壁，利用骨膜剥离子沿骨面向上分离颞肌，暴露部分颞区骨质。

注意事项

向上适当分离颞肌以便制造更大空间有利于中颅底轮廓化。

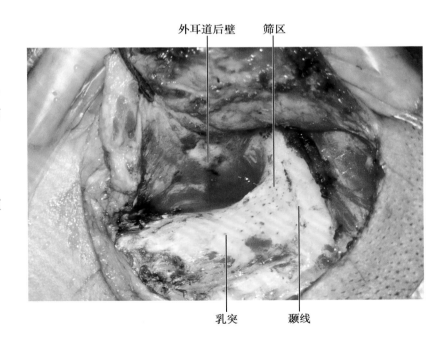

外耳道后壁　筛区

乳突　颞线

外耳道后壁

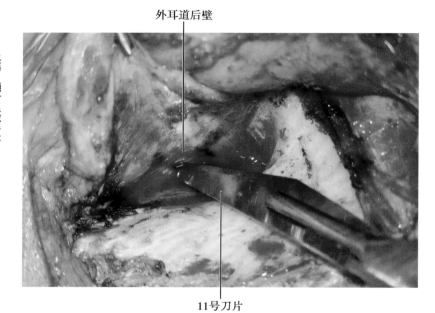

11号刀片

图 1-10　切开外耳道后壁皮肤

利用 11 号刀片于骨性外耳道水平向下 1mm，从 5 点～11 点方向横行切开外耳道后壁皮肤。

注意事项

切开范围宜大，可达外耳道皮筒一半，便于后续制作外耳道皮瓣。切开不宜过深，以免伤及外耳道前壁皮肤，影响外耳道皮瓣血供。

鼓乳裂　　　　鼓鳞裂

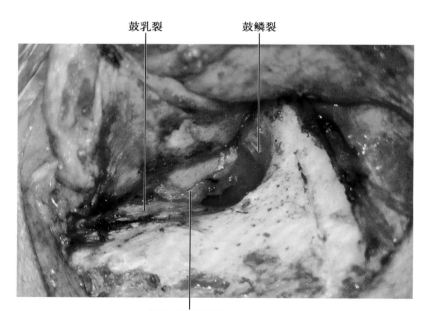

外耳道后壁切口

图 1-11　外耳道后壁皮肤切口

切口上缘暴露鼓鳞裂，切口下缘暴露鼓乳裂。

注意事项

暴露鼓鳞裂、鼓乳裂便于分离外耳道皮瓣。

图 1-12 暴露骨性外耳道

利用显微剥离子分离外耳道皮肤及鼓膜上皮层，形成蒂在前方的皮瓣，并将其翻向前方，暴露骨性外耳道。

▌ 注意事项

向前充分分离外耳道皮瓣以便完全暴露颞骨鼓部，既方便后续外耳道成形，又避免伤及外耳道皮瓣。

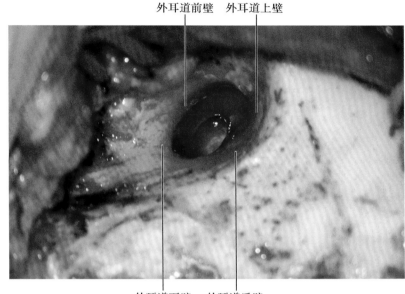

外耳道前壁　外耳道上壁

外耳道下壁　外耳道后壁

图 1-13 完成骨性外耳道成形术

利用金刚钻磨除骨性外耳道周围悬突骨质，最终达到在一个显微镜视野下能看清鼓环、鼓膜全貌。

▌ 注意事项

扩大骨性外耳道时应避免过多磨除前壁，以免损伤颞下颌关节。

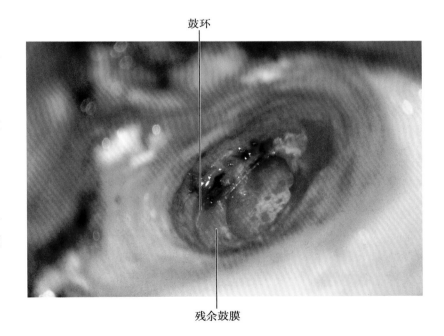

鼓环

残余鼓膜

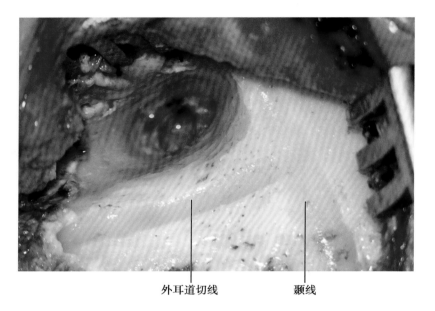

外耳道切线　　　　颞线

图 1-14　磨除乳突骨皮质

利用切割钻沿颞线方向从前向后磨除骨质，再沿外耳道切线方向垂直于颞线磨除骨质，形成 T 形标志。

■ 注意事项

颞线往往标志着中颅底平面，此为磨除的上界，避免损伤颅中窝脑膜。

外耳道后壁　　　　中颅底

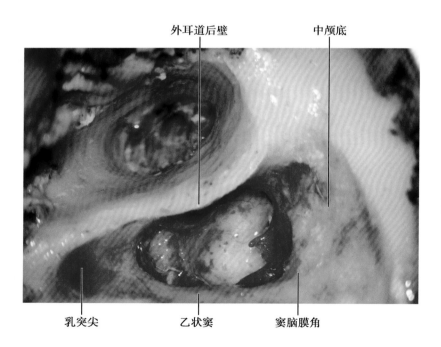

乳突尖　　　乙状窦　　　窦脑膜角

图 1-15　乳突轮廓化

使用切割钻磨除乳突骨质及气房、开放鼓窦，使用金刚钻轮廓化中颅底、乙状窦、窦脑膜角及乳突尖。

■ 注意事项

先用切割钻快速磨除乳突骨皮质及气房，再用金刚钻精细轮廓化重要结构。

图 1-16 开放上鼓室

沿中颅底继续向前磨除骨质至颧弓根，磨除上鼓室外侧壁，依次暴露外半规管、砧骨短脚、砧锤关节。

注意事项

上鼓室应充分开放以便彻底清除病变，同时有利于听骨链重建。

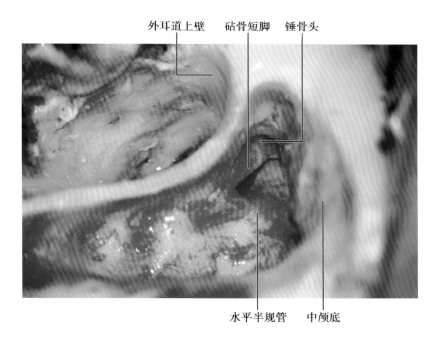

外耳道上壁　砧骨短脚　锤骨头

水平半规管　中颅底

图 1-17 完成闭合式乳突根治

闭合式乳突根治术腔：向前轮廓化外耳道后壁，向后轮廓化乙状窦，向上轮廓化中颅底，暴露窦脑膜角，向下轮廓乳突尖，术腔内侧显露外半规管。

注意事项

保留外耳道后壁及上壁完整，可以磨薄、不可磨低。

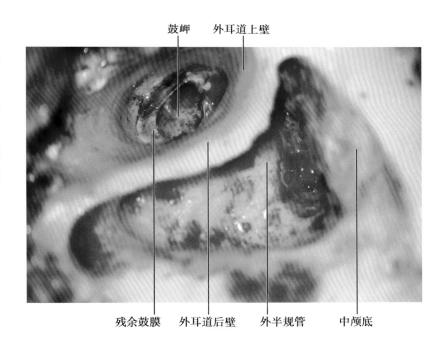

鼓岬　外耳道上壁

残余鼓膜　外耳道后壁　外半规管　中颅底

颞肌筋膜

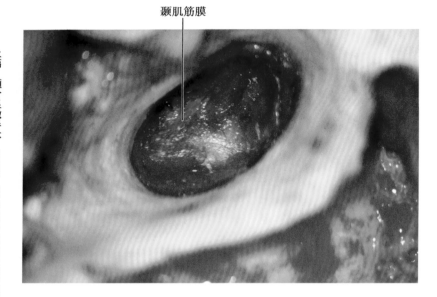

图 1-18 修补鼓膜

外置法：颞肌筋膜中部包裹锤骨柄，外周平铺于鼓环表面，封闭鼓膜穿孔。

注意事项

此处采用 House 方法，保证筋膜位于鼓环之上，既不会内陷、也不会外移。筋膜包裹锤骨柄，使新鼓膜形成锥形，最大限度接近生理状态。

颞肌筋膜

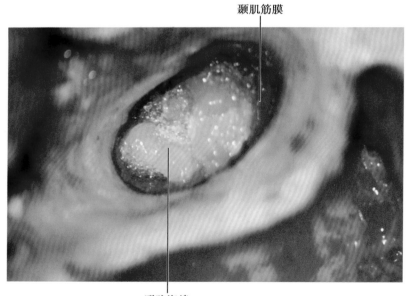

明胶海绵

图 1-19 填压海绵

再造鼓膜表面填压明胶海绵。

注意事项

明胶海绵不需过多，能适当固定颞肌筋膜即可。

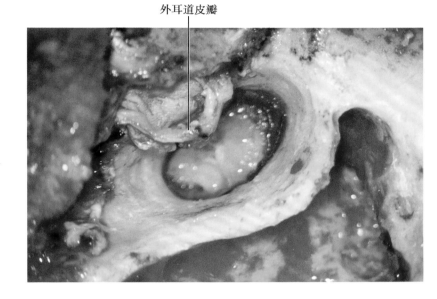

外耳道皮瓣

图 1-20 复位外耳道皮瓣

将翻向前方的外耳道皮瓣松解、复位。

█ 注意事项

复位带蒂的外耳道皮筒，保证蒂部完好。

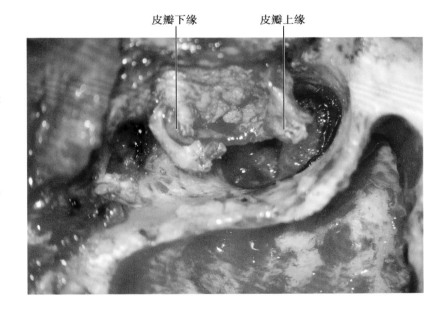

皮瓣下缘　　皮瓣上缘

图 1-21 摇门技术（swing door）

从后壁剪开外耳道皮瓣，形成上下两瓣。

█ 注意事项

因为外耳道已扩大，原有皮筒已不适宜，需切开皮筒形成皮瓣。

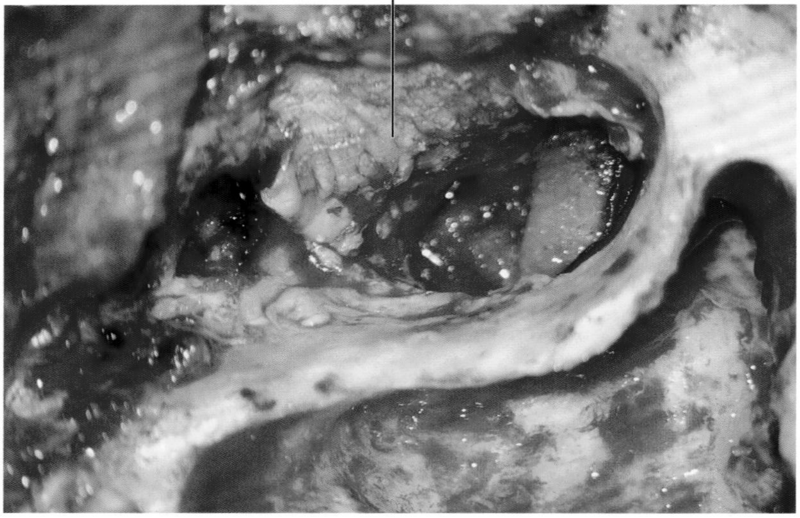

外耳道皮瓣

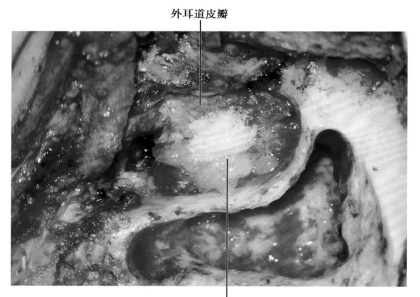

图 1-22　皮瓣覆盖骨性外耳道

将修剪后的外耳道皮瓣平铺于扩大的骨性外耳道上壁、前壁和下壁。

■ **注意事项**

皮瓣需紧贴外耳道骨面，尽可能减少裸露骨面。

外耳道皮瓣

明胶海绵

图 1-23　外耳道填塞明胶海绵

在外耳道内填塞明胶海绵。

■ **注意事项**

利用明胶海绵将皮瓣固定于外耳道骨面上。

图 1-24　填压碘仿纱条

外耳道内继续填压碘仿纱条。

注意事项

利用纱条填压于可吸收海绵表面，并经外耳道口引出。

碘仿纱条

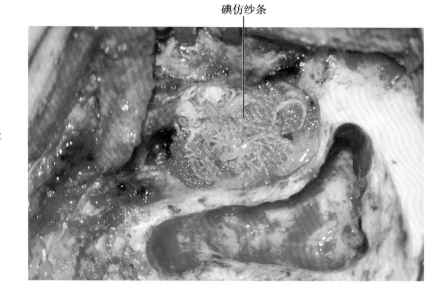

图 1-25　封闭外耳道后壁

耳后骨膜瓣放置于外耳道后壁，加固封闭外耳道后壁。

注意事项

利用骨膜瓣将外耳道与乳突隔开，避免外耳道上皮延伸至乳突腔。

耳后骨膜瓣

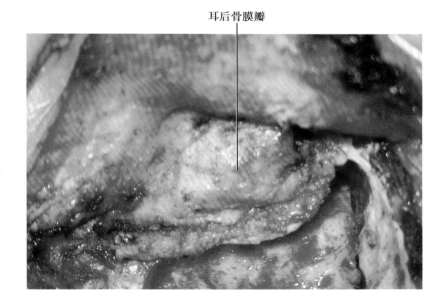

鼻镜

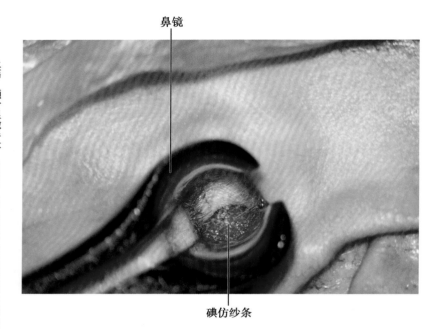

碘仿纱条

图 1-26　撑开外耳道口

鼻镜撑开外耳道口，检查外耳道内填塞物，再经外耳道口填塞碘仿纱条。

▍ 注意事项

经外耳道口调整纱条位置，将外耳道后壁皮肤固定在正确位置。

碘仿纱条

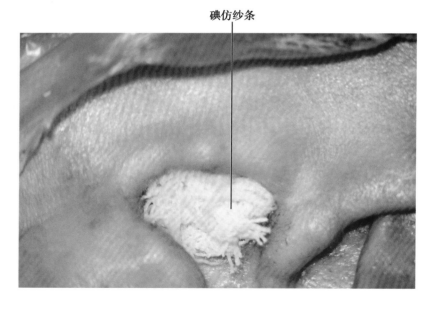

图 1-27　填塞碘仿纱条

缝合切口，结束手术。

第二章 开放式技术

CHAPTER 2 OPEN CAVITY TECHNIQUES

第一节 概述

OVERVIEW

一、开放式乳突根治术

OPEN MASTOIDECTOMY

开放式乳突根治术就是通过切除外耳道后壁和顶壁以便彻底清除中耳、乳突内病变组织，最终使鼓室、鼓窦、乳突腔和外耳道形成一永久向外开放空腔的手术。通常包括使用枕－胸锁乳突肌瓣消灭部分乳突腔（乳突根治术、上鼓室根治术、鼓室成形术和胸锁乳突肌瓣填塞术）。

手术原则：一是彻底磨除所有气房，二是充分敞开暴露术腔。相关骨性标志：①广泛磨除颧弓根骨质，轮廓化中颅底、乙状窦，暴露二腹肌嵴，轮廓化茎乳孔；②确认面神经鼓室段和后半规管，尽可能磨低面神经嵴；③彻底磨除面后气房、迷路后气房和乙状窦后气房；④彻底开放上鼓室（磨除迷路上隐窝、咽鼓管上隐窝）；⑤向前下方扩大骨性外耳道。

● **适应证**

1. 中耳、乳突胆脂瘤或经保守治疗无效的慢性化脓性中耳炎。

2. 上述两种疾病病变广泛、术中不能确保将其完全清除者或鼓室内壁已全部上皮化、咽鼓管完全闭锁者。

3. 慢性化脓性中耳炎引起颅内并发症，合并面瘫或鼓岬瘘管者。

4. 结核性中耳炎伴骨质破坏、死骨形成者。

5. 颞骨良性肿瘤，如面神经鞘膜瘤、鼓室球瘤等。

● **手术步骤**

1. 完成闭合式乳突根治 开放式乳突根治术第一步（耳后皮肤切口和骨性外耳道成形术）与闭合式相同，使用切割钻从中颅底到乳突尖广泛磨除外侧骨质：使用金刚钻轮廓化外耳道后壁、中颅底、乙状窦、窦脑膜角、二腹肌嵴。

2. 磨除外耳道后壁和上壁骨质 从颧弓根到窦脑膜角广泛磨除中颅底骨质，磨除外耳道上壁前方残留骨质，充分暴露听骨链。轮廓化中颅底、乙状窦、窦脑膜角，暴露二腹肌外侧面。辨认后半规管，定位面神经垂直段。尽可能磨低面神经嵴（轮廓化面神经垂直段）以免影响清除后鼓室病变。

3. 开放上鼓室 开放鼓窦、向前延伸完成上鼓室开放。在外半规管下缘确认面神经水平段。彻底磨除迷路上隐窝和咽鼓管上隐窝暴露前半规管和外半规管壶腹端，迷路和面神经鼓室段非常接近，注意避免损伤膝神经节。确保术野中无任何悬突骨质（尤其是中颅底）。

4. 处理听骨链 使用显微剪剪断鼓索。使用砧镫关节刀分离砧镫关节，使用 1.5mm 45° 钩针外旋移动砧骨，摘除砧骨。使用显微剪贴着锤骨内侧剪断鼓膜张肌，使用显微剪剪断锤骨前韧带，摘除锤骨可以充分暴露匙突、面神经水平段前端、鼓膜张肌半管、咽鼓管鼓室口等，以便清除病变组织。

5．切除乳突尖　彻底清空和开放面后气房、迷路后气房和乙状窦后气房。轮廓化颈静脉球。使用金刚钻从后向前至茎乳孔表面磨除二腹肌嵴表面骨质，追踪二腹肌上外侧界直到显露茎乳孔骨膜纤维，显露二腹肌。确认茎乳孔，磨除白色茎乳孔骨膜纤维外侧面骨质，将茎乳孔外侧面骨质骨折，使用组织剪贴着乳突尖表面骨质从后向前剪断附着于乳突尖的胸锁乳突肌。切除乳突尖。

6．完成乳突-上鼓室根治术　充分暴露术腔前上部，扩大骨性外耳道前上部，磨除颧弓根区域所有悬突骨质。磨低颞骨鼓部到达茎乳孔平面。如果鼓环已消失，就在骨性外耳道磨一个新鼓沟，鼓膜成形时将筋膜移植物固定于此。

技巧与要点

- 当病变累及鼓索、无法保留鼓索时应提前剪断鼓索，以免因分离病变牵拉鼓索导致面瘫。
- 手术中应先分离砧镫关节、再分离锤砧关节以便摘除砧骨，避免触动听骨链时损伤内耳。
- 一般情况下应保留锤骨柄，但是当病变范围广泛，尤其向前延伸时，为了暴露和彻底清除病变可去除锤骨。
- 磨低面神经嵴，辨认后半规管，依据 2 个重要标志定位面神经乳突段：一是后半规管壶腹，二是茎乳孔。
- 开放范围：向前至颧弓根，向后至乙状窦后气房，向上至中颅底，向下至乳突尖。
- 如果乳突气化良好或者病变累及乳突尖，则需切除乳突尖，有助于降低术腔深度、缩小术腔，缩短术后愈合时间。使用咬骨钳沿茎乳孔外骨折线去除乳突尖，咬骨钳从内向外旋转，乳突尖表面附着肌肉用大弯剪予以分离和剪断。

特定器械

显微剪、砧镫关节刀、1.5mm 45° 钩针。

二、鼓室成形术

TYMPANOPLASTY

● **适应证**

在开放式乳突根治的基础上可行鼓室成形术Ⅲ型，适用于镫骨完整、活动良好者或镫骨足板活动良好者。如果鼓膜前部完好，采用前部筋膜内置法。如果鼓膜消失，可采用筋膜外置法（外置筋膜放在原有鼓沟或新鼓沟表面）。

● **手术步骤**

1．前部筋膜内置法　将一张 1mm 厚硅胶（silastic）片放入中耳腔，前方达咽鼓管鼓室口。将新鲜颞肌筋膜放置在前部残留鼓膜的深面（内置），覆盖下部新鼓沟、面神经嵴和鼓室段。镫骨头应高于周围的筋膜，如果镫骨头太低，可用耳屏软骨或耳甲软骨加高镫骨。

2．颞肌筋膜外置法　当鼓膜缺如时将一张 1mm 厚硅胶片放入中耳腔，防止筋膜与黏膜之间瘢痕粘连。然后将新鲜的颞肌筋膜（或耳屏软骨膜）覆盖于新鼓沟、面神经管鼓室段、鼓膜张肌半管表面。

图 2-1 磨除外耳道后壁

耳后切口、切制骨膜瓣、切取颞肌筋膜、外耳道成形、完壁式乳突根治同第一章。

在完成完壁式乳突根治的基础上磨除外耳道后壁、上壁，开放上鼓室，清除鼓室、乳突内病变组织，探查听骨链。

注意事项

轮廓化面神经垂直段、磨低面神经嵴，避免影响暴露及处理后鼓室病变。

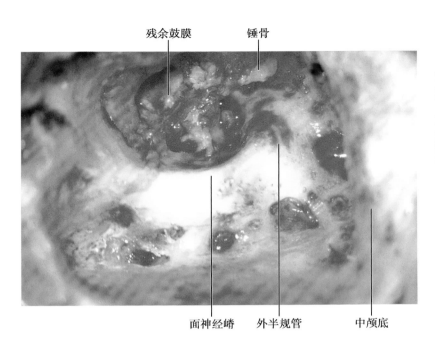

残余鼓膜　　锤骨

面神经嵴　　外半规管　　中颅底

图 2-2 植入人工听骨

此病例锤骨完整、镫骨板上结构缺失、镫骨足板活动良好。植入 T 形人工听小骨，垂直于镫骨足板。

注意事项

人工听骨的高度应略高于面神经嵴、外半规管平面。

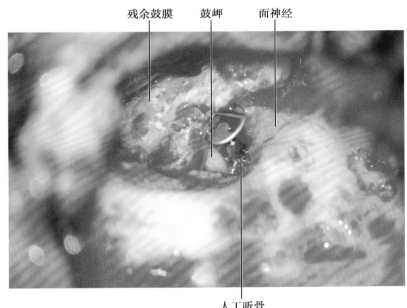

残余鼓膜　　鼓岬　　面神经

人工听骨

残余鼓膜

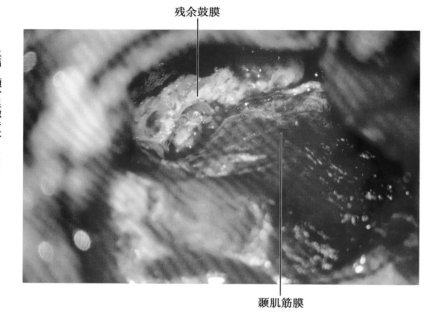

颞肌筋膜

图 2-3　修补鼓膜

利用前内置、后外置的方法放置颞肌筋膜、修补鼓膜，确保再造鼓膜与人工听骨接触良好。

■ **注意事项**

颞肌筋膜必须完全覆盖外半规管、面神经嵴，形成封闭的小鼓室。

明胶海绵

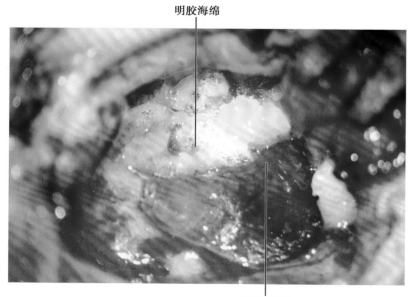

颞肌筋膜

图 2-4　填压海绵

再造鼓膜表面填压明胶海绵固定。

图 2-5　耳甲腔切口

利用 10 号刀片从前向后切开耳甲腔皮肤、皮下组织、耳甲腔软骨，长约 1cm。

▌注意事项

因为开放的乳突腔空间较大，必须扩大外耳道口与此相匹配。

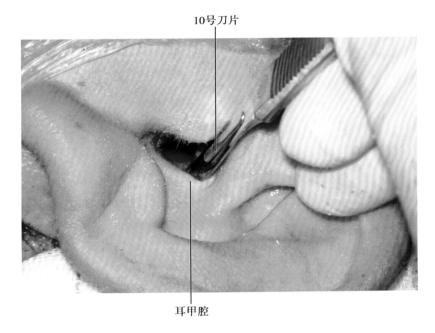

10号刀片

耳甲腔

图 2-6　分离耳甲腔软骨

利用眼科剪沿切口皮下分离耳甲腔软骨。

▌注意事项

只有切除部分耳甲腔软骨、将皮肤内翻缝合才可能形成扩大的外耳道口。

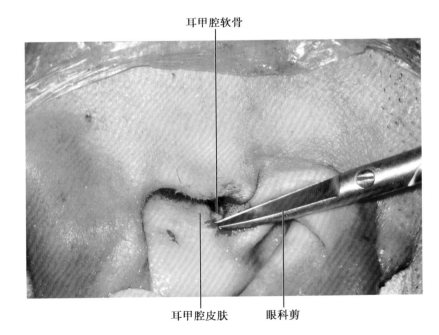

耳甲腔软骨

耳甲腔皮肤　　眼科剪

耳屏

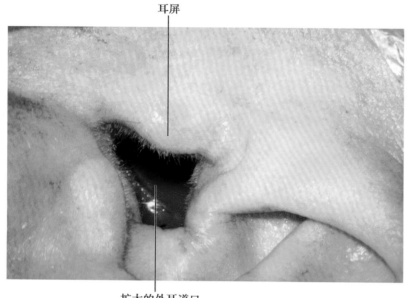

扩大的外耳道口

图 2-7　扩大外耳道口

切除部分耳甲腔软骨，将切口下方皮肤缝合于皮下组织，切口上方皮肤缝合于颞肌，扩大外耳道口，以利于术后换药、术腔引流。

注意事项

一定要利用皮肤覆盖软骨残缘，避免裸露软骨造成感染。

线结

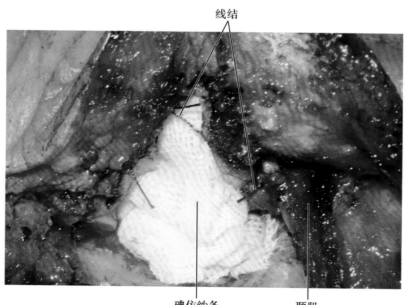

碘仿纱条　　　　颞肌

图 2-8　术腔填塞碘仿纱条

术腔填塞的明胶海绵表面填塞碘仿纱条，从外耳道口引出。

图 2-9 填塞外耳道口

外耳道口填塞碘仿纱条，缝合耳后切口，结束手术。

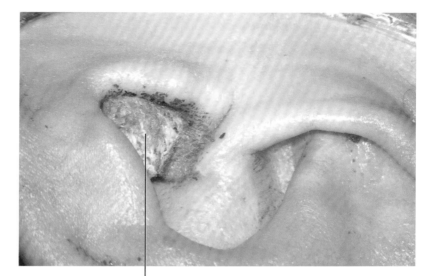

碘仿纱条

第三章 镫骨开窗术

CHAPTER 3 STAPEDOTOMY

第一节 概述

OVERVIEW

镫骨开窗是指在镫骨足板上开一个适当大小的小孔，镫骨开窗术常用于泛指在砧骨和前庭之间放置人工镫骨，而不管镫骨足板开孔是精确测量的还是切除部分足板所致。Fisch 认为"镫骨开窗术"专指前者，后者应称为"镫骨部分切除术"。进一步，Fisch 把镫骨开窗术分为"砧骨 - 镫骨开窗术"和"锤骨 - 镫骨开窗术"，分别代表人工镫骨通过砧骨或锤骨柄连接镫骨足板开孔。

● **适应证**

耳硬化症。

● **手术步骤**

1. 做外耳道口切口 使用 15 号刀片在耳屏软骨和耳轮脚之间切开皮肤至外耳道顶壁，即第一切口（称之为耳前切口或耳内切口并不准确）。切开软组织至骨性外耳道口顶壁。

2. 制作外耳道皮瓣 使用 11 号刀片从 10 点（左）距鼓环外 5mm 处，沿外耳道前壁向后上做弧形切口（第二切口），与第一切口的内侧端汇合。在 4 点处距鼓环外 2mm，沿外耳道后壁向前上做另一弧形切口（第三切口），与第一切口的内侧端汇合。向内分离外耳道皮瓣，形成蒂在下方的大皮瓣，暴露外耳道顶壁骨质。

3. 部分扩大骨性外耳道 使用 3~5mm 切割钻和金刚钻磨除部分外耳道顶壁骨质，以便暴露鼓膜松弛部。

4. 显露砧镫关节 使用 Fisch 显微剥离子从鼓室后嵴掀起外耳道皮肤 - 鼓膜瓣，进入鼓室，暴露砧镫关节、鼓索、砧骨、锤骨。此步操作最重要的标志就是鼓室后嵴（Rivini 切迹后端）和鼓室前嵴（鼓室前端）。

5. 打开探查窗 使用刮匙刮除遮蔽蜗窗、砧镫关节和锤骨前突的外耳道后上壁骨质，暴露前庭窗、锥隆起和镫骨肌腱、砧镫关节和镫骨、面神经鼓室段、锤砧关节下部、锤骨外侧突，甚至包括锤骨前突和韧带。

6. 准备人工镫骨 使用一个弯测量杆确定镫骨足板至砧骨长脚外表面的距离，考虑到活塞头部将伸入前庭，实际长度应加 0.5mm，在钛合金切割台上修整 0.4mm×8.5mm 钛合金镫骨，插入切割台上 0.4mm 洞中备用。

7. 切除镫骨足板上结构 使用砧镫关节刀分离砧镫关节。使用 Bellucci 剪切断镫骨肌腱。使用足弓剪切断镫骨后脚。从砧骨长脚前方伸入 2.5mm 45°钩针贴近足板轻微旋转折断前脚。摘除镫骨足板上结构。

8. 镫骨足板造孔 使用手钻在足板安全区（足板中下 1/3 处）制作直径 0.5mm 大小的标准小窗，

足板造孔位置应保证人工镫骨垂直于足板。利用拇指和示指前后转动手钻，手钻仅尖端进入前庭，足板造孔大小约 0.5cm，使用 0.4mm 测量杆确认造孔大小是否合适放置人工镫骨。

9．放置人工镫骨 先将人工镫骨挂钩放置在直针上扩大挂钩直径，以便适合固定在砧骨长脚上。使用大鳄嘴钳将人工镫骨的活塞立于足板，挂在砧骨长突上。使用 1.0mm 45° 钩针将活塞小心放进小窗，保证人工镫骨与镫骨足板成 90° 角。使用小鳄嘴钳夹紧挂钩，固定于砧骨长脚。最后确认听骨链活动度：无论触动砧骨或锤骨，人工镫骨挂钩都不能自由活动。

10．封闭镫骨开窗 从外耳道口切口附近切取 3 小块结缔组织放于镫骨足板开窗处，利用静脉血和纤维蛋白胶封闭前庭窗龛。

11．复位外耳道皮肤－鼓膜瓣 将外耳道皮肤－鼓膜瓣复位，覆盖骨性外耳道顶壁、封闭开放的鼓室。明胶海绵压在外耳道皮肤－鼓膜瓣表面，鼓膜表面、外耳道内放置少许明胶海绵使外耳道皮肤－鼓膜瓣与外耳道骨壁贴合紧密。

12．缝合外耳道口切口 碘仿纱条填塞外耳道。

技巧与要点

- 制作外耳道口切口时尽量切除骨性外耳道顶壁周围多余的软组织，前后分离以获得更好的暴露。
- 切制大三角皮肤－鼓膜瓣是为了防止术后外耳道皮肤－鼓膜瓣塌陷，也便于暴露锤骨前韧带以便处理锤骨固定等情况。
- 掀起外耳道皮肤－鼓膜瓣时注意保留鼓索黏附在鼓膜瓣上。
- 打开探查窗时使用刮匙从内向外转动以免伤及鼓索和砧骨。
- 足板造孔处椭圆囊和球囊距足板超过 1mm，避免手钻进入前庭太深。
- 一般人工镫骨挂钩直径均小于砧骨长脚，所以需要提前扩大挂钩直径。
- 保证人工镫骨固定且不过分用力夹紧砧骨长脚以免影响血供，但也不能过松以免影响声音传导。

特定器械

Fisch 显微剥离子、弯曲测量杆、一套 4 个手术打孔器（手钻）用于足板造孔（0.3mm、0.4mm、0.5mm 和 0.6mm）、直径 0.4mm 测量杆、大鳄嘴钳、小鳄嘴钳、砧镫关节刀、Bellucci 剪、足弓剪、1.0mm 45° 钩针、2.5mm 45° 钩针。

鼻镜　　　耳屏

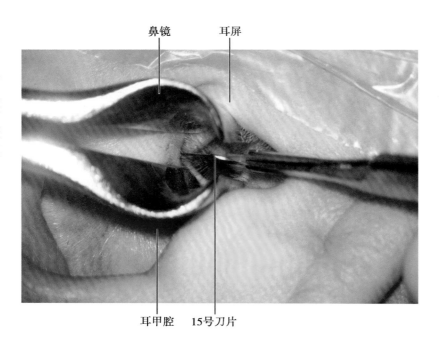

耳甲腔　　15号刀片

图 3-1　第一切口

利用鼻镜撑开外耳道口，使用 15 号刀片在耳轮脚与耳屏之间切开皮肤、皮下组织，向外耳道顶壁延伸，此为第一切口（外耳道口切口）。

注意事项

注意避免损伤耳轮脚软骨、增加术后感染风险。

皮下组织

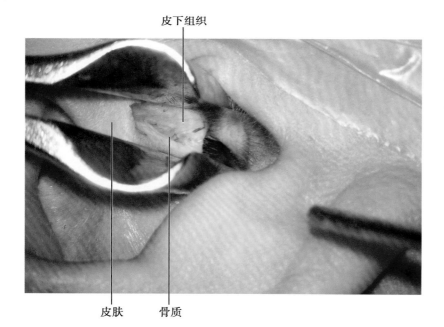

皮肤　　　骨质

图 3-2　切口内侧端

切开皮下组织直至骨性外耳道上壁。

图 3-3 暴露骨性外耳道上壁

切口向内延伸至鼓鳞裂水平，沿骨面前后分离皮下组织，暴露外耳道上壁骨质。

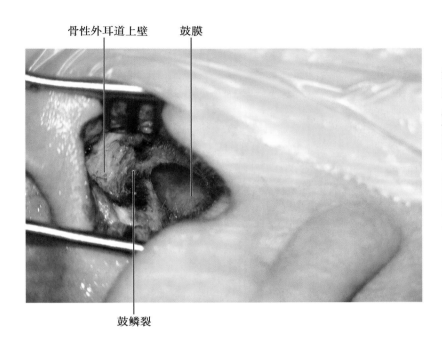

骨性外耳道上壁　　鼓膜

鼓鳞裂

图 3-4 第二切口

利用 11 号刀片从外耳道前壁 2 点钟、距鼓环 5mm 处沿前壁向后上方向延至顶壁鼓鳞裂处做第二切口（前切口），与第一切口内侧汇合。

注意事项

顺着鼓鳞裂下缘切开皮肤，便于后续制作外耳道皮瓣。

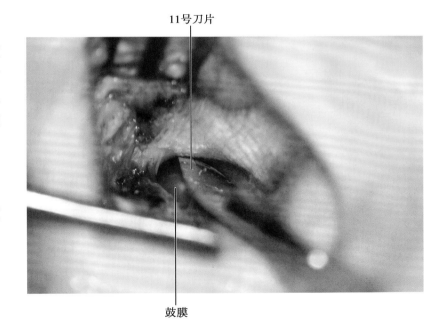

11号刀片

鼓膜

鼓膜

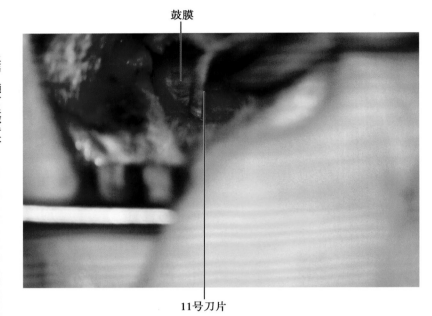

11号刀片

图 3-5 第三切口

利用 11 号刀片于外耳道后壁 10 点方向、距鼓环 2mm 处沿后壁向前上方向切开皮肤、皮下组织至鼓鳞裂处做第三切口（后切口），与第一、第二切口汇合，以便制作三角形外耳道皮瓣。

▌ 注意事项

切口下端勿伤及鼓环、鼓膜。

骨性外耳道上壁　外耳道皮瓣

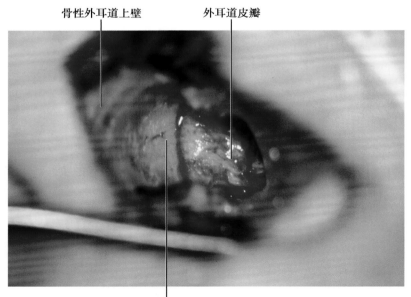

上鼓室盾板

图 3-6 分离皮瓣

利用骨膜剥离子贴着骨面从三个切口汇合处开始向内剥离外耳道皮肤，形成基底在鼓膜松弛部的三角形皮瓣，以充分暴露外耳道顶壁骨质和上鼓室盾板。

▌ 注意事项

仔细分离皮瓣，既要避免破坏皮瓣，更要避免伤及鼓膜。

图 3-7　分离鼓膜松弛部

继续向内侧分离外耳道皮肤至鼓膜松弛部，形成外耳道皮肤－鼓膜瓣，使用显微剥离子自松弛部向下分离鼓膜，进入鼓室。

注意事项

从后鼓棘处分离鼓膜松弛部，将鼓膜连带鼓索向下分离。

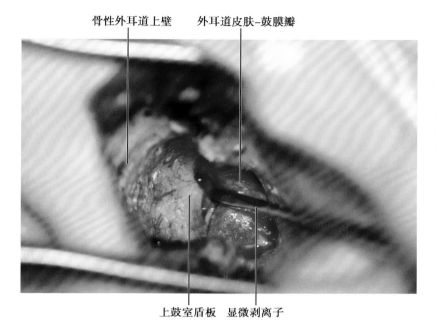

骨性外耳道上壁　　外耳道皮肤–鼓膜瓣

上鼓室盾板　　显微剥离子

图 3-8　保护皮肤－骨膜瓣

将硅胶片置于外耳道皮肤－鼓膜瓣深面，以免磨除上鼓室外侧壁时电钻伤及外耳道皮肤－鼓膜瓣。

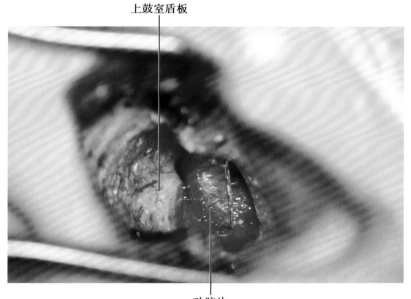

上鼓室盾板

硅胶片

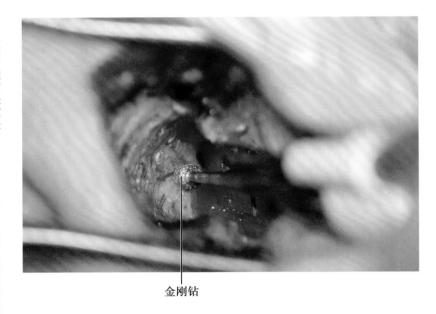

金刚钻

图 3-9　磨除部分盾板

使用金刚钻磨除部分上鼓室外侧骨质（盾板），以便暴露鼓室结构。

镫骨足板　砧骨长脚　镫骨肌

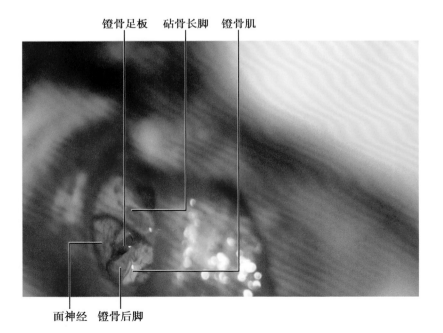

面神经　镫骨后脚

图 3-10　部分开放上鼓室

部分开放上鼓室，暴露镫骨肌、镫骨、砧镫关节、砧骨长脚，术野暴露的前界为锤骨柄。

图 3-11 剪断镫骨肌

利用显微剪剪断镫骨肌。

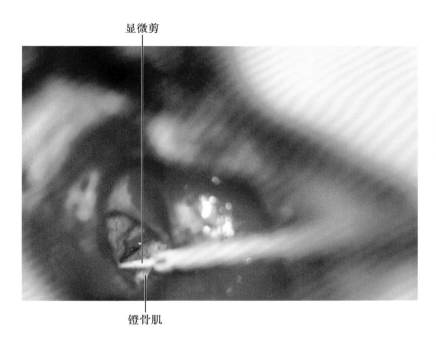

显微剪

镫骨肌

图 3-12 切断镫骨后脚

将激光光纤置于镫骨后脚表面，利用激光切断镫骨后脚。

■ **注意事项**

除了激光，也可以利用足弓剪切断镫骨后脚。

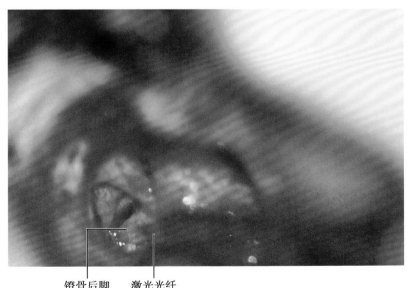

镫骨后脚　　激光光纤

镫骨足板　镫骨前脚　45°钩针

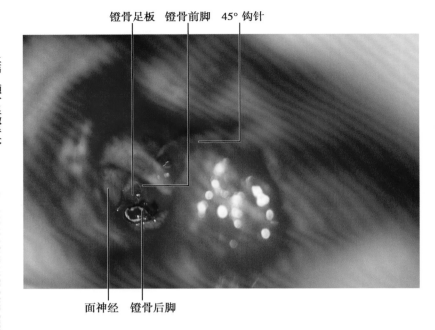

面神经　镫骨后脚

图 3-13　折断镫骨前脚

利用 45°钩针经砧骨长脚前方伸至镫骨前脚，将其快速折断。

▌**注意事项**

此操作宜轻柔、迅速，避免动作粗暴导致镫骨足板浮动。

豆状突

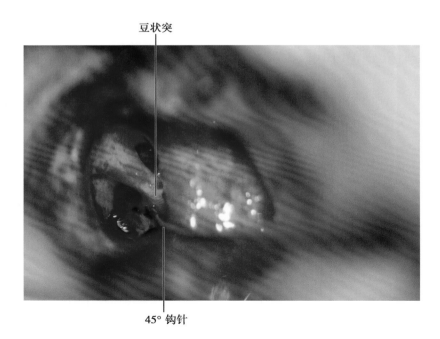

45°钩针

图 3-14　分离砧镫关节

利用 45°钩针分离砧镫关节。

▌**注意事项**

可以利用砧镫关节刀分离关节。

图 3-15 摘除镫骨残体

将分离后的镫骨残体摘除。

镫骨残体

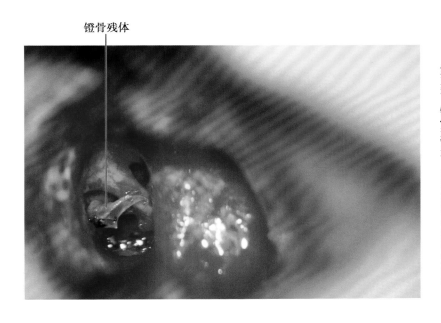

图 3-16 显露镫骨足板

摘除镫骨残体后显露镫骨足板。

镫骨足板　外耳道皮肤-鼓膜瓣

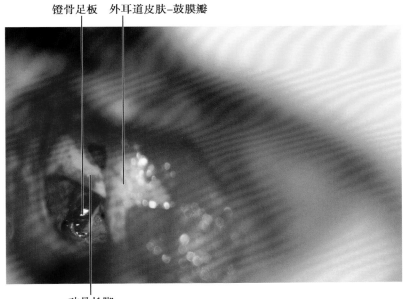

砧骨长脚

面神经

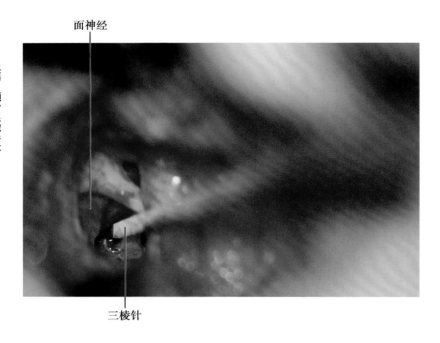

三棱针

图 3-17　镫骨足板打孔

利用三棱针（手钻，直径 0.4mm）于镫骨足板表面打孔，足板造孔位置应保证人工镫骨垂直于足板。

▐ 注意事项

也可以利用激光打孔，但要注意光斑的大小和激光的温度。

面神经

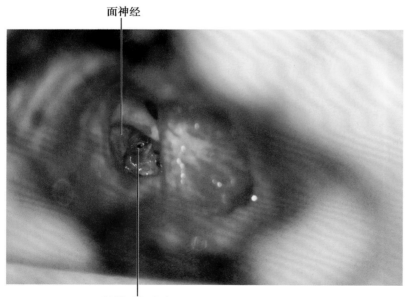

镫骨足板造孔

图 3-18　扩大镫骨足板造孔

用粗三棱针扩大造孔，形成直径 0.5mm 的镫骨足板造孔。

▐ 注意事项

扩大造孔时，避免进针过深误伤椭圆囊、球囊。

图 3-19 测量高度

利用测量杆测量镫骨足板至砧骨长脚表面之间的距离，考虑到活塞头部降伸入前庭，实际长度应增加 0.5mm。

测量杆 砧骨长脚

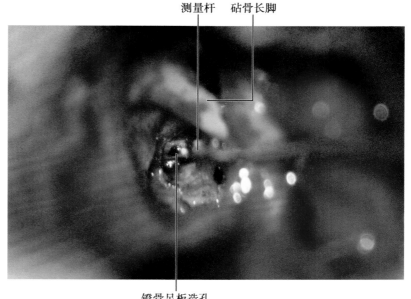

镫骨足板造孔

图 3-20 确认长度

于切割台上根据测量杆测得镫骨足板至砧骨长脚的距离，裁剪长短合适的 Piston 人工听骨。

测量台 Piston人工听骨

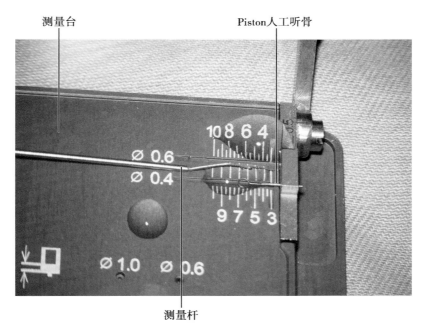

测量杆

测量台　　　　Piston人工听骨

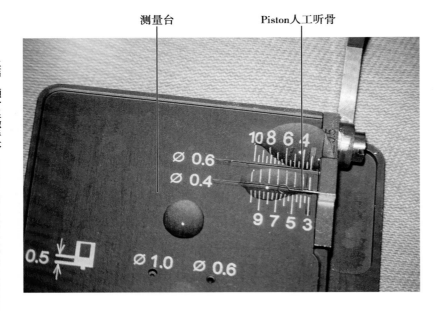

图 3-21　修剪好的 Piston 人工听骨

Piston人工听骨

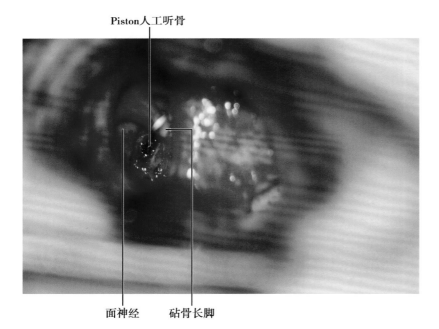

面神经　　砧骨长脚

图 3-22　植入 Piston 人工听骨

将 Piston 人工听骨挂钩挂于砧骨长脚上，使用 45° 钩针将 Piston 人工听骨下端小心放进镫骨足板造孔内，保证人工镫骨与镫骨足板成 90° 角。

图 3-23　夹紧挂钩

利用特制环钳夹紧挂钩，使之固定于砧骨长脚。

注意事项

钳夹力度要合适：过松影响患者听力，过紧影响砧骨长脚血供。

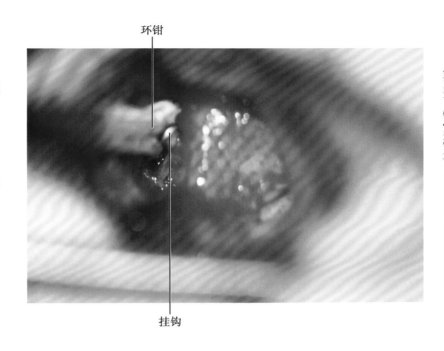

环钳

挂钩

图 3-24　封闭镫骨开窗

将 Piston 人工听骨挂钩固定于砧骨长脚、确定 Piston 人工听骨下端位于镫骨造孔内且活动良好后，切取小块结缔组织封闭镫骨足板开窗。

注意事项

需密封镫骨足板造孔，将中耳与内耳隔开。

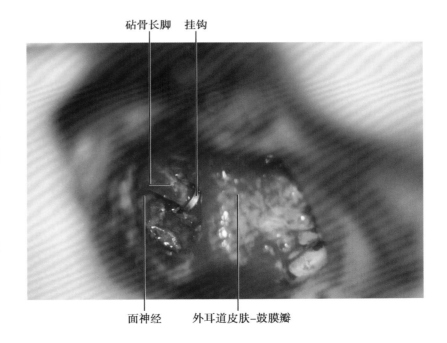

砧骨长脚　挂钩

面神经　　外耳道皮肤-鼓膜瓣

外耳道皮瓣

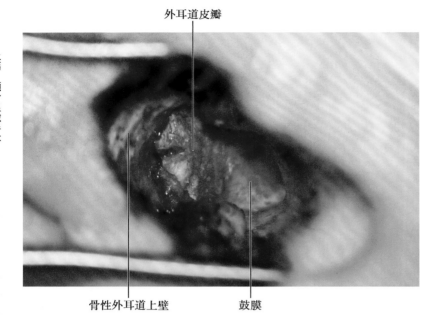

骨性外耳道上壁　鼓膜

图 3-25　复位外耳道皮肤 - 鼓膜瓣

将掀起的外耳道皮肤 - 鼓膜瓣复回原位，覆盖骨性外耳道顶壁、封闭开放的鼓室。

注意事项

铺好皮瓣，将鼓室与外耳道隔开。

骨性外耳道上壁　明胶海绵

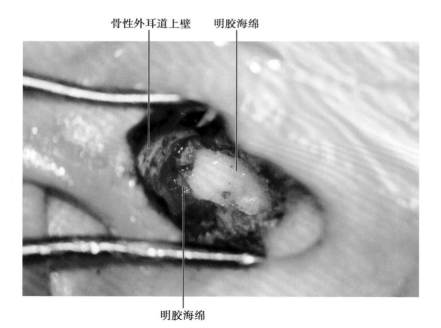

明胶海绵

图 3-26　填塞外耳道

外耳道皮肤 - 鼓膜瓣及鼓膜表面填压明胶海绵。

注意事项

必须确保外耳道皮肤 - 鼓膜瓣与外耳道骨壁贴合紧密。

图 3-27　缝合切口

缝合外耳道口切口，外耳道内填塞碘仿纱条，结束手术。

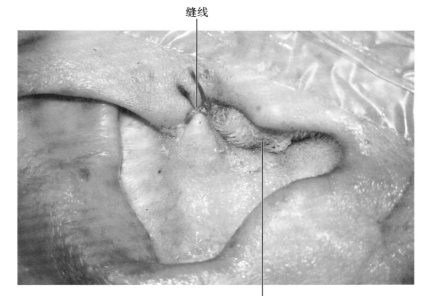

缝线

碘仿纱条

第四章	# 人工耳蜗植入术
	CHAPTER 4 COCHLEAR IMPLANT

第一节	## 概述
	OVERVIEW

- **适应证**

双耳重度或极重度感音神经性听力损失。

- **手术步骤**

1. 做耳后皮肤切口 做 L 形切口，垂直长边尽量靠近耳郭后沟，水平短边沿颞线向后方延伸。

2. 做肌骨膜瓣切口 做反向 L 形肌骨膜瓣切口，与皮肤切口相反方向。肌骨膜瓣基底在上方，切口前边尽量靠近外耳道口（避免肌骨膜瓣切口与皮肤切口重叠），后边自乳突尖沿乳突后缘向后上方向切开。

3. 制作肌骨膜瓣口袋 利用乳突剥离子贴颞骨表面分离颞区骨膜，形成一个肌骨膜瓣口袋以便容纳人工耳蜗的刺激/接收器。

4. 准备接收刺激器植入床 确认乳突和鼓窦位置后利用模板在窦脑膜角后方确定植入床的大小和位置。利用电钻磨除颅后窝骨质，植入床的深度根据颅后窝脑膜位置确定。

5. 局限性乳突开放 开放鼓窦辨认外半规管、砧骨短脚和面神经鼓室段。轮廓化二腹肌嵴、辨认茎乳孔，采用逆行方式将面神经垂直段轮廓化至后半规管水平。相关解剖标志是外半规管、后半规管、沿茎乳孔方向的骨膜纤维组织。为固定电极预制乳突沟槽，沿乳突和外耳道后壁内侧面磨制骨沟用以固定电极导线。

6. 开放后鼓室 根据前述标志开放面隐窝，顺着面神经管方向扩展，注意保护鼓索完整。通过面隐窝可以辨认镫骨和蜗窗龛。利用金刚钻将蜗窗龛的上缘骨质磨除直到充分暴露蜗窗膜（方便植入电极）。对于狭窄乳突腔或面神经前移者可在蜗窗龛前缘前方进行耳蜗开窗。

7. 鼓岬开窗 使用 1mm 金刚钻磨除蜗窗龛上缘骨质直到看到基底转的白色黏膜，可以直视蜗窗膜。开窗应该足够大以使电极可以轻松植入。利用 0.5mm 的小钩开放鼓阶，避免直接吸引外淋巴。

8. 植入电极 利用纤细解剖镊或钟表镊将电极尖端植入基底转上 1mm 的开口，缓慢插入电极。电极应该完全没有阻力通过基底转直到全部植入耳蜗，避免电极打折。注意电极导线上的深度标记。切取少许结缔组织填塞于电极周围封闭耳蜗开窗。

9. 放置接收刺激器 将电极导线嵌入特意提前准备的乳突骨槽内。将接收刺激器放置于植入床内。将前述制作的肌骨膜瓣复位缝合即可将接收刺激器固定在植入床内，不必再缝合固定植入体。

10. 缝合肌骨膜瓣 复位基底在上方的肌骨膜瓣，将肌骨膜对位缝合在附近的软组织，完全覆盖耳蜗植入体。前部乳突切除术腔同时被肌骨膜瓣完全覆盖。

11. 缝合皮肤切口 与肌骨膜瓣切口错位缝合，确保植入体不暴露。

12. 神经反应遥测 缝合伤口后就可以进行耳蜗电极的神经反应遥测（声音处理器和发射线圈放置

在一个无菌包裹内），确保植入电极正常工作。

技巧与要点

- 人工耳蜗植入术需要开放乳突，但不需要乳突轮廓化，施行部分乳突开放，显露外半规管、后半规管、面隐窝即可。
- 磨制植入床可以在完成局部乳突切除术后进行。注意植入床应与前方的乳突术腔之间保持足够距离。注意硬脑膜表面保留一层骨壳以保护硬脑膜。
- 鼓岬开窗时注意握紧电钻、勿向下用力，一旦有落空感即停止电钻，以免进入鼓阶。
- 争取一次将电极植入，避免电极受损或损伤鼓阶等重要结构。

特定器械

Fisch 显微骨膜剥离子、特殊电极植入导向器械。

第二节　手术图解
SURGERY ILLUSTRATION

图 4-1　耳后切口示意

利用 15 号刀片距耳郭后沟 2cm 做耳后 C 形切口，上方起自耳轮附着缘以上 1cm，向下至乳突尖表面。

注意事项

切口类型各异，只要便于后续手术操作均可。

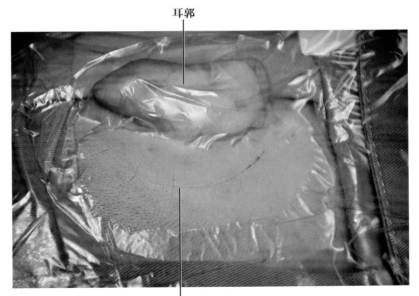

耳郭

耳后弧形切口

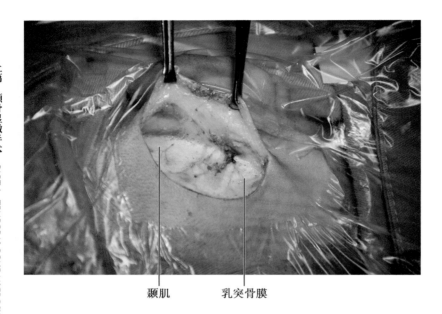

图 4-2　分离皮瓣

切开皮肤、皮下组织，暴露乳突表面骨膜及颞肌。

颞肌　　　乳突骨膜

骨膜第二切口

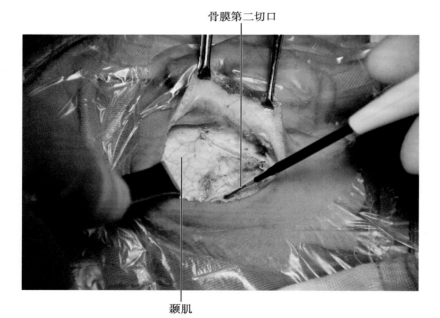

颞肌

图 4-3　制作肌骨膜瓣

利用电刀于乳突骨膜表面做倒 L 形切口：第一切口自乳突尖垂直向上达颞线，第二切口自乳突尖沿乳突后缘向后上至颞肌，形成基底在上的肌骨膜瓣。

注意事项

此肌骨膜瓣包括乳突骨膜与颞肌，便于后续覆盖植入体。

图 4-4 肌骨膜瓣切口

肌骨膜瓣做倒 L 形切口。

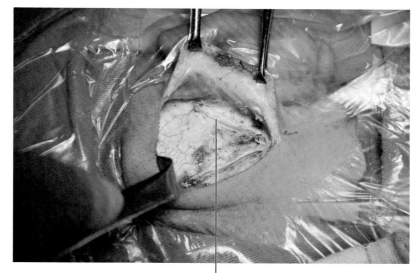

骨膜倒L形切口

图 4-5 分离骨膜

左手持血管钳夹住骨膜瓣，右手持骨膜剥离子沿乳突表面分离骨膜。

注意事项

保证骨膜完整以便后续对位缝合。

血管钳

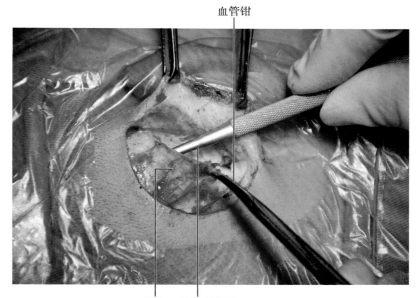

骨膜　骨膜剥离子

骨膜剥离子

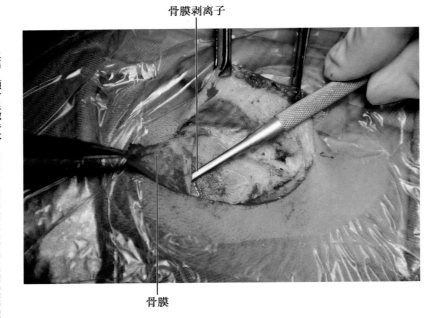

骨膜

图 4-6 分离颞肌

利用骨膜剥离子继续向上沿颞骨鳞部表面分离颞肌，形成蒂在上方的肌骨膜瓣，构成潜在口袋以便容纳人工耳蜗的接收刺激器。

▍**注意事项**

贴紧骨面剥离以免损伤颞肌造成出血难以控制。

肌骨膜瓣

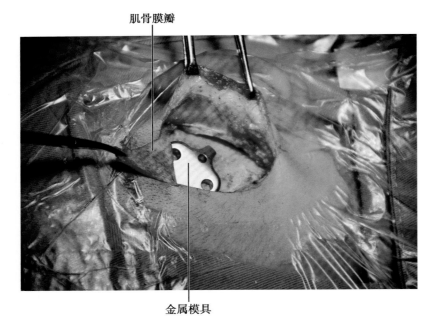

金属模具

图 4-7 确定植入床位置

使用金属模具于窦脑膜角后方确定植入床的大小和位置。

▍**注意事项**

放入模具确认口袋大小是否合适。

图 4-8 暴露乳突

放置乳突牵开器，暴露乳突表面骨皮质。

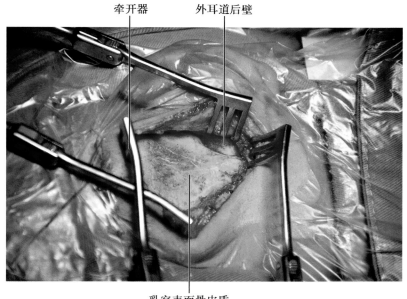

牵开器　外耳道后壁

乳突表面骨皮质

图 4-9 局限性乳突切开

利用切割钻磨除乳突骨皮质、开放乳突腔，前至外耳道后壁，下至乳突尖，上至颞线，开放鼓窦，暴露外半规管，不需轮廓化乙状窦。

▎注意事项

磨除术腔后壁至充分暴露面隐窝即可，过度轮廓化可能影响后上方植入床。

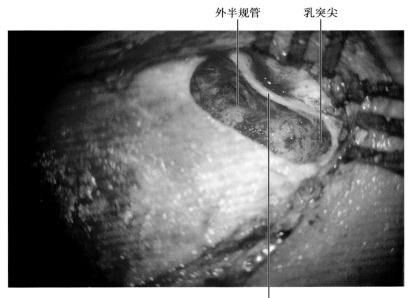

外半规管　乳突尖

骨性外耳道后壁

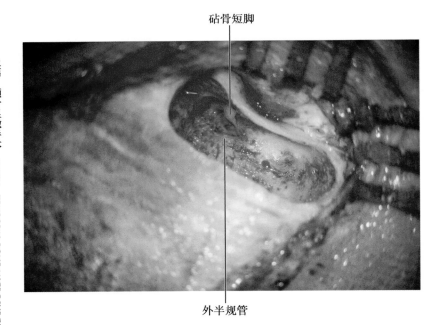

砧骨短脚

外半规管

图 4-10 暴露砧骨短脚

利用 3mm 金刚钻磨除部分上鼓室骨质，暴露砧骨短脚，有利于定位面隐窝。

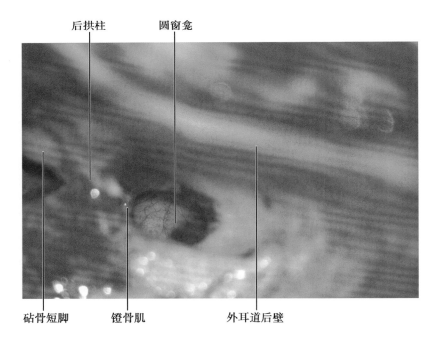

后拱柱　圆窗龛

砧骨短脚　镫骨肌　外耳道后壁

图 4-11 开放面隐窝

利用 2mm 金刚钻于后拱柱下方、外耳道后壁后方开放面隐窝，通过面隐窝可以辨认镫骨和蜗窗龛。

▌**注意事项**
在安全的前提下尽可能扩大面隐窝以便于后续操作。

图 4-12　磨制植入床

利用切割钻于枕部表面预定移植床的位置磨除骨皮质，利用金刚钻轮廓化此处硬脑膜表面骨质，制作接收 / 刺激器植入床，磨制连接植入床和乳突腔的骨沟以便放置导线。

■ 注意事项

硬脑膜表面应保留一层骨壳，以免误伤硬脑膜造成脑脊液漏。

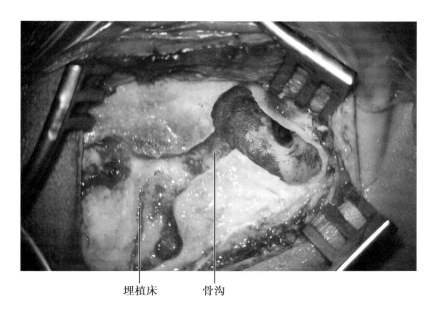

埋植床　　骨沟

金刚钻

图 4-13　鼓岬开窗

经面隐窝利用 1mm 金刚钻于鼓岬表面磨除蜗窗龛前缘骨质。

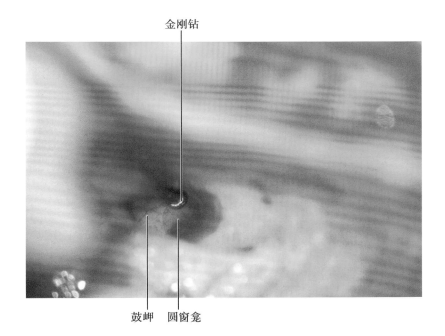

鼓岬　圆窗龛

鼓岬

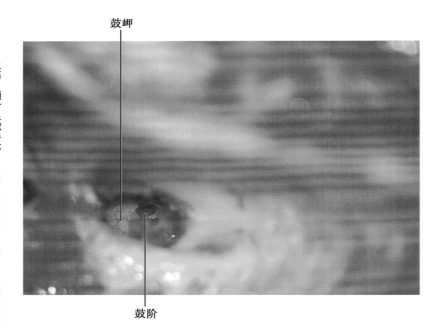

鼓阶

图 4-14 显露鼓阶

在蜗窗龛前缘磨出直径 1mm 的骨孔直至显露骨阶"蓝线"，钩除骨屑，挑开骨阶内骨膜进入鼓阶。

注意事项

避免直接吸引外淋巴。开窗后避免冲洗。

参考电极

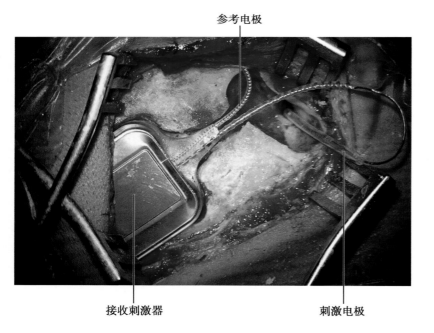

接收刺激器　　　　　刺激电极

图 4-15 放置接收刺激器

将接收刺激器放入植入床内，参考电极置于颞肌深面。

图 4-16 植入刺激电极

将刺激电极经鼓岬开窗缓慢植入鼓阶，植入至有标记处。

注意事项

植入电极宜缓慢，确保一次到位，避免反复植入。

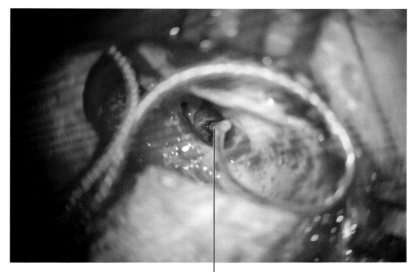

刺激电极

图 4-17 结缔组织填塞

切取小块结缔组织填塞开窗，防止外淋巴漏。

注意事项

需严密封闭鼓阶开窗处，将中耳与内耳隔开。

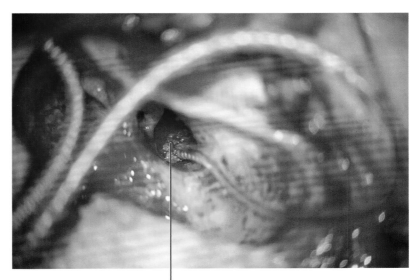

肌肉

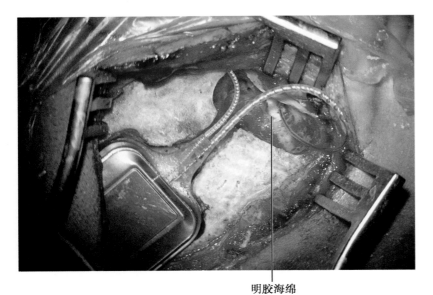

明胶海绵

图 4-18 填塞面隐窝

用明胶海绵填塞面隐窝。

注意事项

将刺激电极与面神经隔开，以
免影响面神经。

参考电极

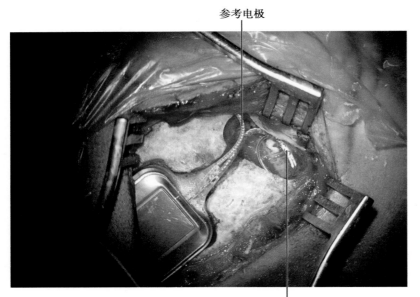

刺激电极线圈

图 4-19 放置导线

在乳突骨皮质下磨制潜在凹槽，
将导线盘于乳突腔内。

注意事项

放置导线，避免弹出而影响耳
蜗植入电极。

图 4-20 固定导线

乳突腔内填塞海绵固定线圈，骨蜡封闭连接植入床与乳突腔的骨沟。

▌ 注意事项

尽量固定导线，但不需要固定接收刺激器。

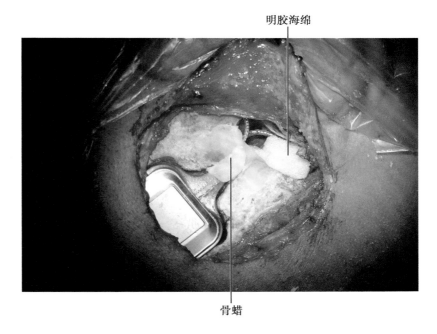

明胶海绵

骨蜡

图 4-21 缝合肌骨膜瓣

复位肌骨膜瓣，利用 3-0 可吸收线将肌骨膜瓣向前与耳后骨膜缝合、向后与胸锁乳突肌缝合。缝合皮肤，结束手术。

▌ 注意事项

对位缝合肌骨膜瓣可以固定植入体并防止电极、植入体暴露。

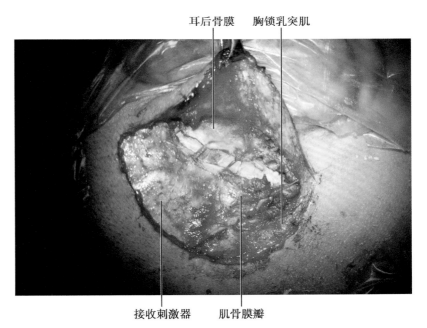

耳后骨膜　胸锁乳突肌

接收刺激器　肌骨膜瓣

第五章 骨锚式助听器植入术

CHAPTER 5 BONE ANCHORED HEARING AID IMPLANT

第一节 概述

OVERVIEW

骨锚式助听器（bone anchored hearing aid，BAHA）是一种通过钛合金植入体将声频振荡器固定在颅骨上从而将声信号传至内耳的新型植入式骨导助听装置。BAHA 由三部分组成：①钛质植入体，通过手术植入到耳后颅骨上，经过一段时间钛质植入体与骨组织融为一体；②连接桥基，穿过皮肤（或埋置在皮下）连接颅骨的钛质螺钉和外置的声音处理器；③可拆分的声音处理器，置于体外，可与桥基相连接，接收和放大声音。钛质植入体可以通过手术植入到患耳后方的颅骨，再与周围骨质融合。骨融合完成后（成人为 3 个月，儿童为 6 个月）即可安装声音处理器。BAHA 工作原理：由体外声音处理器上的麦克风接收外界声波，经声音处理器里的电 – 磁换能器将声波转变为有效的振动后再由基座将其传到与颅骨融合的植入体，引起植入体高效振动，振动可通过颅骨传到内耳，引起内淋巴波动从而刺激毛细胞，毛细胞经过机械 – 电转导将这种刺激转化为电化学信号，通过听觉通路传导至听觉皮层从而产生听觉。

- **适应证**

  1. 传导性或混合性听力损失者：先天性外耳道闭锁、中耳炎术后听力不佳、耳硬化症等。

  2. 单侧感音神经性聋（single-sided deafness，SSD）：听神经瘤（未接受治疗和接受手术治疗或放疗的患者）、先天性聋、突发性聋。

  3. 患侧听力尚可（对侧听力丧失）但手术风险大可能导致全聋者。

  4. 最适宜病例为纯音骨导听阈平均值≤45dB HL，言语识别率≥60％者。

- **手术步骤**

  1. 术前准备 剃除耳后直径约 7cm 范围头发。

  2. 确定 BAHA 植入位置 利用 BAHA 模具确认位置和大小，定位植入位置为耳后距外耳道 5cm 处。注射美蓝于骨膜内，标记处理器及切口位置。

  3. 做耳后切口 根据产品选择做线性或弧形切口。

  4. 切除皮下组织 削薄皮瓣。

  5. 切开骨膜 十字形切开骨膜并向外围分离，放置植入体后再复位骨膜。

  6. 使用引导钻钻孔 先钻孔 3mm，再加深至 4mm。

  7. 使用扩孔钻钻孔 扩大上述骨孔至标准直径。

  8. 安置钛质植入体

  9. 安置磁铁

  10. 缝合切口、加压包扎

技巧与要点

- 此手术所用电钻为特制低速电钻，不可使用常规耳科电钻，否则高速摩擦过热可造成植入床骨细胞坏死、不利于骨融合。
- 适当切除皮下组织、削薄皮瓣有利于术后吸附声音处理器，但要保证皮瓣无破损。
- 植入点应选择耳后颅骨最高点，减少周围组织接触植入体的可能性。同时植入点应避开横窦、乙状窦以免造成不必要的出血。
- 颅骨钻孔时应垂直，以免影响术后安装使用声音处理器。尽量不穿透颅骨以免损伤脑膜。

特定器械

特制低速电钻（包括各种特制钻头）、特制安装器械。

第二节	手术图解

SURGERY ILLUSTRATION

图 5-1　确定植入部位

利用测量尺确定植入体的位置，植入部位一般距离外耳道口 50mm。

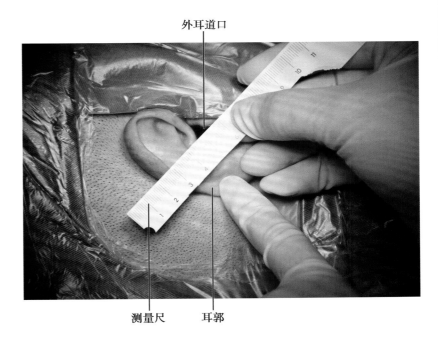

外耳道口

测量尺　　耳郭

耳郭

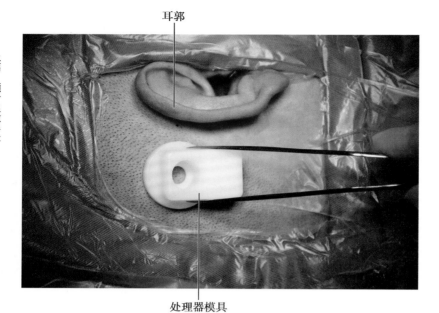

处理器模具

图 5-2　确定植入位置

使用 BAHA Attract 指示器确认植入体位置及范围，处理器上缘应与耳郭顶部在同一水平，同时应确保声音处理器不会接触耳郭。

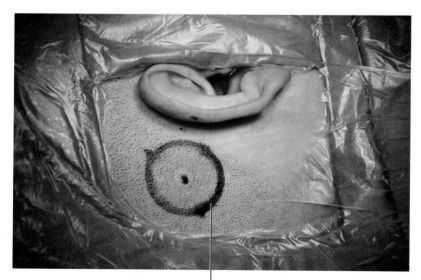

植入体位置

图 5-3　标记植入位置

利用亚甲蓝沿指示器周围标记植入体位置。

图 5-4　标记切口

在植入体位置前上部标记一个 C
形切口，切口距离植入体磁铁边
缘至少 15mm，可适当延长切口
以方便植入操作。

注意事项

切口类型各异，此切口有利于
保留皮瓣血供。

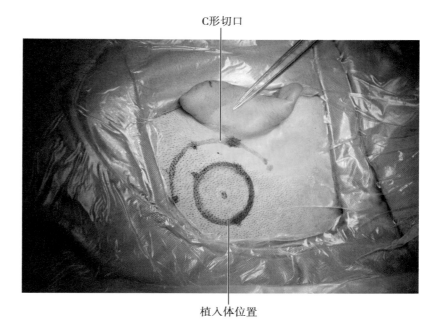

C形切口

植入体位置

图 5-5　测量软组织厚度

利用血管钳夹持 1mL 注射器针头
测量三处软组织厚度（分别为植
入体磁铁的前缘、中部、后缘），
测量时应确保不要按压软组织。

注意事项

如果软组织厚度大于 6mm，术
中必须切薄软组织以免影响声
音处理器磁铁的吸附。

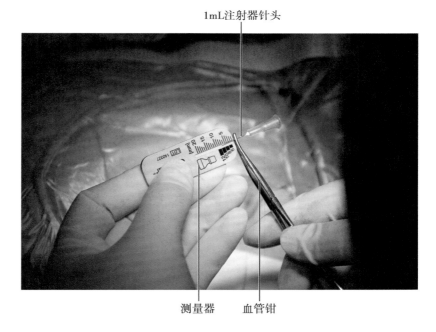

1mL注射器针头

测量器　　血管钳

磁铁中部

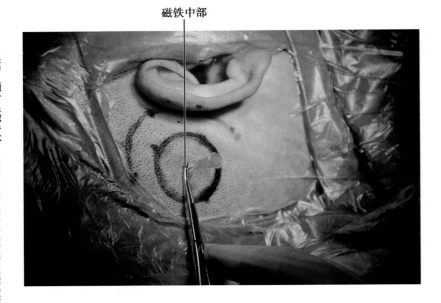

图 5-6　测量植入体磁铁拟放置位置中部的软组织厚度

磁铁前边缘

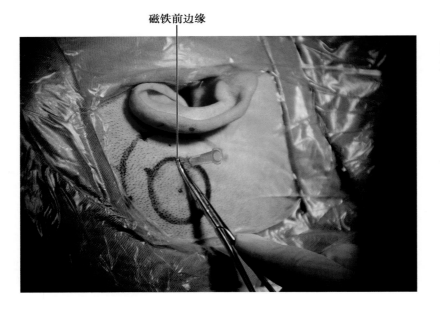

图 5-7　测量植入体磁铁拟放置位置前缘的软组织厚度

图 5-8　测量植入体磁铁拟放置位置后缘的软组织厚度

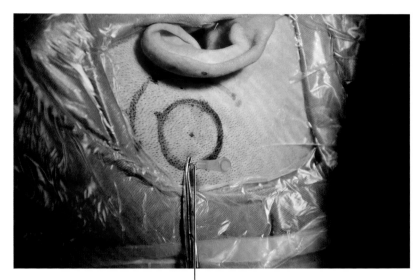

植入体磁铁后边缘

图 5-9　注射麻醉剂

利用 5mL 注射器在植入部位周围注射含肾上腺素的局部麻醉剂。

注意事项

此手术可在局部麻醉下完成，但儿童需要全身麻醉。

切口

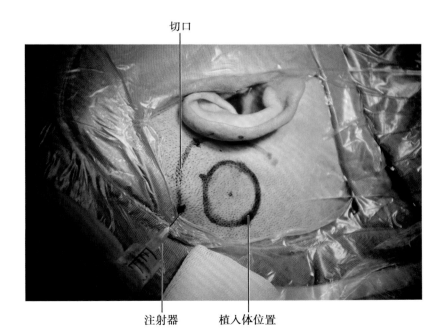

注射器　　植入体位置

手术刀片

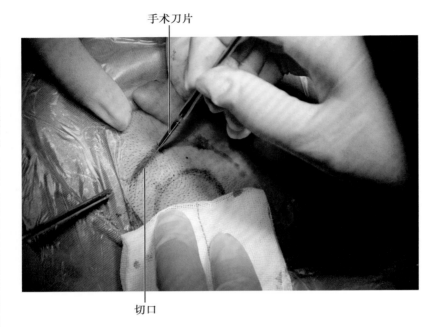

切口

图 5-10　皮肤切口

利用 10 号刀片沿预定的手术切口切开皮肤、皮下组织至骨膜。

颞肌

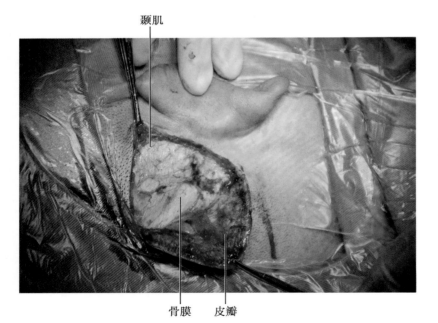

骨膜　皮瓣

图 5-11　分离皮下组织

分离皮下组织，形成蒂在后下方的皮瓣，暴露骨膜和颞肌。

注意事项

充分向后下分离皮瓣以便后续放置植入体磁铁。

图 5-12 标记植入位置

将植入体磁铁模板放置在骨膜上，确保植入体磁铁相对于切口和乳突的位置正确，利用植入体磁铁模板上的尖端在骨膜上标记选定的植入位置。

▋ 注意事项

选择此区域最高点植入，确保能垂直植入而不是倾斜植入。

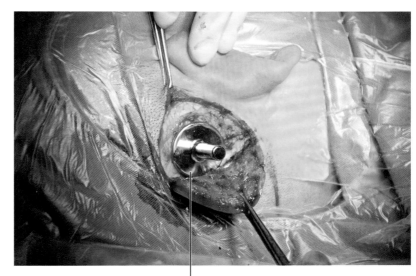

植入体磁铁模板

图 5-13 暴露颅骨

在骨膜上切开一个十字形切口（6mm 长，成直角），针对植入体凸缘暴露足够的颅骨，利用骨膜剥离子分离骨膜。

▋ 注意事项

剥离骨膜以便钻孔，但植入后需尽可能复位骨膜以利于骨融合。

骨面

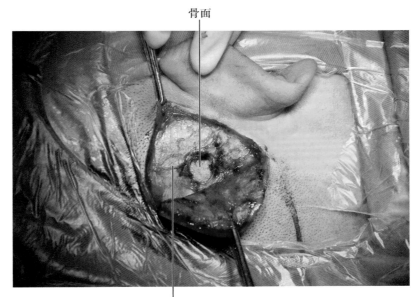

骨膜

套筒

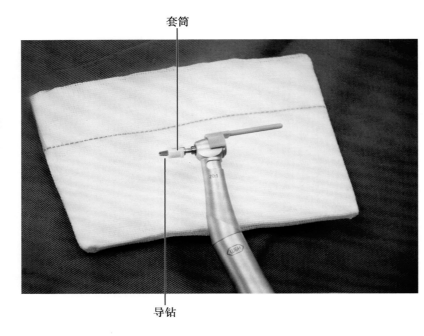

导钻

图 5-14　导钻

导钻

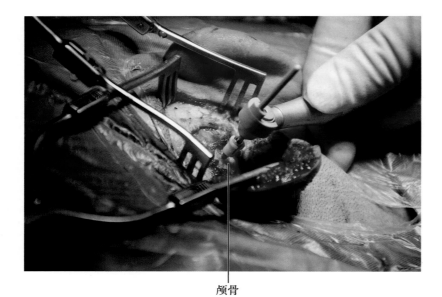

颅骨

图 5-15　导钻钻孔

使用导钻加 3mm 套筒开始钻孔
（2 000r/min），确保钻头与颅骨
表面成直角，整个钻孔和植入体
安置过程中都应使用钻头指示器，
并不断冲洗检查骨骼中钻孔底部
的状况。如果骨骼够厚，拆下导
钻上的白色套筒，继续钻孔至
4mm 深。

注意事项

注意避免损伤脑膜、乙状窦。

图 5-16　扩孔钻

使用扩孔钻扩大钻孔，在颅骨上钻出标准直径孔。

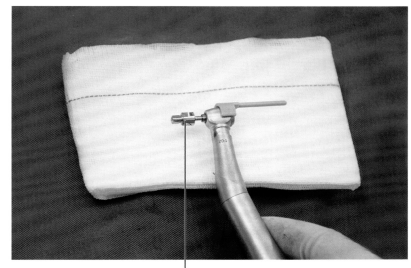

扩孔钻

图 5-17　颅骨造孔

扩孔钻钻出骨孔。

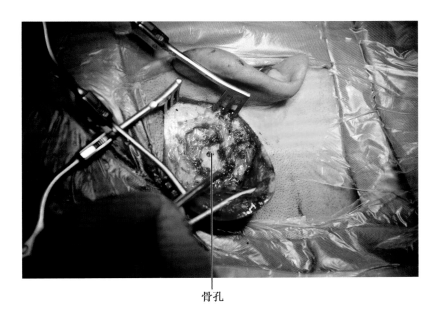

骨孔

植入体插入器

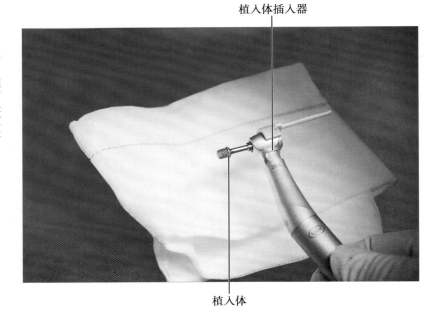

植入体

图 5-18 拾取植入体

使用植入体插入器拾取植入体。

注意事项

移取植入体时确保植入体不接
触其他物品以免影响骨融合。

颅骨

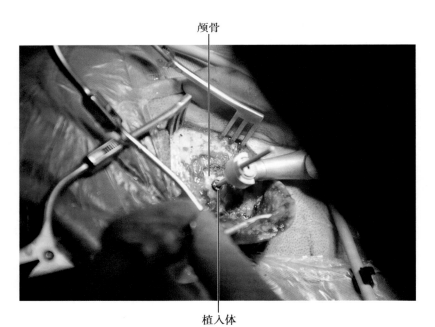

植入体

图 5-19 嵌入植入体

在不冲洗的情况下安置植入体，
使植入体的第一圈螺纹嵌入颅骨
内，其后继续植入并冲洗。

注意事项

避免植入前冲洗液存留在骨孔
内影响植入效果。

图 5-20 固定植入体

固定植入体到颅骨内。

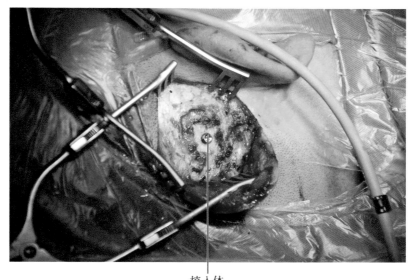

植入体

图 5-21 测量骨床

将骨床指示器安装到植入体上，通过轻柔地旋转顶部旋钮，将骨床指示器用力拧紧到植入体螺纹中，顺时针旋转骨床指示器，确保指示器不会接触到周围颅骨，为正确放置植入体磁铁留有足够空间。

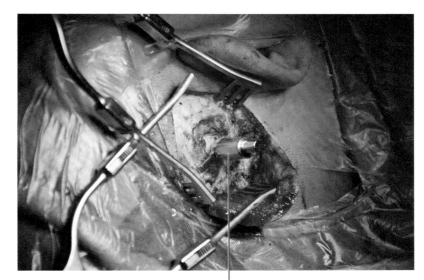

骨床指示器

螺丝刀

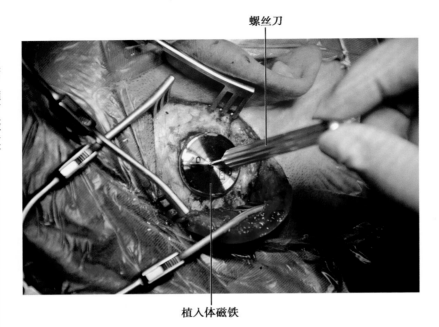

植入体磁铁

图 5-22　安装植入体磁铁

拾取植入体磁铁，将其放置在植入体的圆锥形连接处，利用螺丝刀拧紧螺钉。

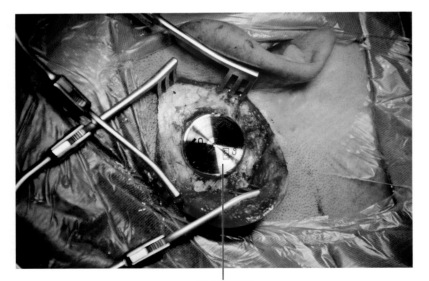

植入体磁铁

图 5-23　植入体磁铁

植入体磁铁固定到颅骨上。

▌注意事项

确保植入体磁铁平铺于颅骨表面，避免凹凸不平。

图 5-24　固定植入体磁铁

使用多用扳手继续拧紧螺钉，直至扭矩达到 25N·cm。

■ **注意事项**

确保植入体磁铁与植入体联成一体，避免松动影响传导声音。

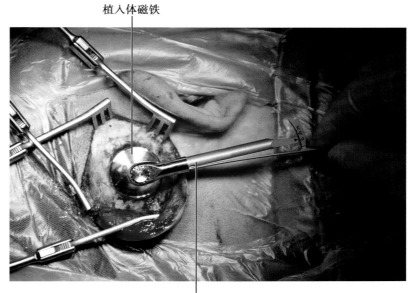

植入体磁铁

多用扳手

图 5-25　测量皮瓣厚度

使用软组织厚度测量仪评估皮瓣厚度。在整个皮瓣区域侧向移动测量仪，不得按压皮瓣。

■ **注意事项**

皮瓣能宽松地嵌入软组织测量仪，则证明软组织厚度适当。

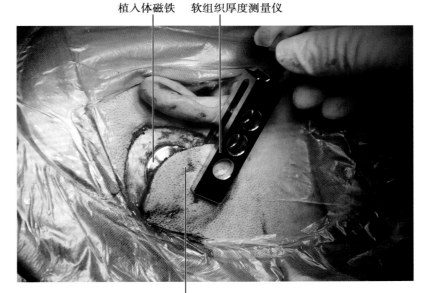

植入体磁铁　软组织厚度测量仪

皮瓣

植入体磁铁　皮下组织　刀片

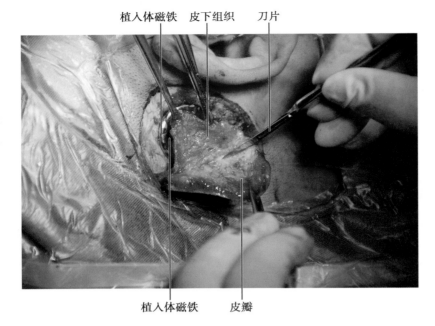

植入体磁铁　皮瓣

图 5-26　削薄皮瓣

如果皮瓣不能宽松地嵌入软组织测量仪，则用 10 号刀片将皮瓣小心地减薄至 6mm，即直至皮瓣能宽松地嵌入测量仪。

注意事项

削薄皮瓣时注意避免穿透皮瓣影响术后愈合。

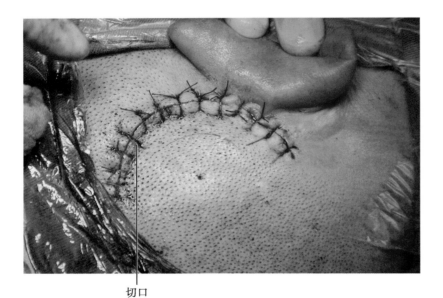

切口

图 5-27　缝合切口

将皮瓣覆盖植入体磁铁，缝合切口。

注意事项

利用纱条等在植入体磁铁周围加压以免形成皮下血肿。

第六章	面神经减压术
	CHAPTER 6　FACIAL NERVE DECOMPRESSION

第一节	概述
	OVERVIEW

　　面神经减压术是通过开放颞骨段面神经（从膝神经节至茎乳孔）骨管达到改善面神经血液供给，进而促进面神经功能恢复的手术。手术只是促进但不能确保面神经功能恢复，并且存在影响听力甚至前庭功能的风险。

- **适应证**

　　1. Bell 面瘫

　　2. 外伤性面瘫

- **手术步骤**

　　1. 做耳后切口

　　2. 暴露乳突骨皮质

　　3. 开放鼓窦　鼓窦位于颞线与外耳道后壁切线交叉处的前下方，使用直径 5～7mm 的切割钻顺着颞线从前向后磨除鼓窦表面骨皮质。完成鼓窦开放：继续使用切割钻磨除颅中窝脑膜表面骨质，使用金刚钻轮廓化中颅底，表面仅留骨壳，不暴露颅中窝硬脑膜。沿着轮廓化的颅中窝底向内即可显露鼓窦，开放鼓窦至暴露外半规管。

　　4. 乳突轮廓化　向前轮廓化外耳道后壁，向下轮廓化二腹肌嵴。术腔内壁显露外半规管、后半规管、面神经垂直段。定位面神经：轮廓化二腹肌嵴，沿二腹肌嵴向前辨认茎乳突骨膜（向前下弯曲），轮廓化茎乳孔，此为面神经垂直段下极。轮廓化后半规管，后半规管壶腹前方 2mm 是面神经垂直段的上极。据此可判断面神经垂直段的走行。

　　5. 开放面隐窝（开放后鼓室）　面隐窝为位于面神经锥曲段、后拱柱、鼓索和外耳道后壁之间的空间，磨除面神经锥曲段和鼓索之间的骨质，在看清面神经的前提下尽量扩大面隐窝，显露砧镫关节。

　　6. 开放上鼓室　沿中颅底继续向前磨除骨质至颧弓根，使用切割钻磨除上鼓室外侧壁，使用金刚钻轮廓鼓室盖、外耳道顶壁，显露上鼓室内砧骨、锤砧关节、锤骨头。

　　7. 摘除砧骨　经面隐窝分离砧镫关节，经上鼓室分离锤砧关节，取出砧骨。

　　8. 面神经轮廓化　磨除后拱柱，轮廓化外半规管。从茎乳孔向上依次轮廓化面神经垂直段、锥曲段、水平段。磨除齿突，开放上鼓室前隐窝，显露膝神经节。

　　9. 开放面神经骨管　冲洗术腔后，利用显微剥离子去除面神经骨壳，裸露面神经，开放骨管范围达 180°。

　　10. 切开面神经鞘膜　从茎乳孔至膝神经节锐性切开鞘膜，注意勿损伤面神经的神经纤维。

　　11. 听骨链重建　放置 P 型人工听骨于镫骨与鼓膜之间，重建听力传导途径。

　　12. 缝合切口

技巧与要点

- 面神经减压术需要开放乳突，但不需要标准的乳突轮廓化，只要达到暴露面神经的目的即可。但必须轮廓化颅中窝以便充分开放上鼓室、处理膝神经节。
- 面神经减压范围只是从膝神经节至茎乳孔，迷路段难以暴露，更不可能暴露内耳道底，因此，此术式并非真正的面神经全程减压。
- 摘除砧骨是为了充分显露膝神经节，避免无意中触及听骨链导致耳鸣、听力下降等。术毕重建听骨链可恢复听力传导。

第二节	手术图解
	SURGERY ILLUSTRATION

耳郭

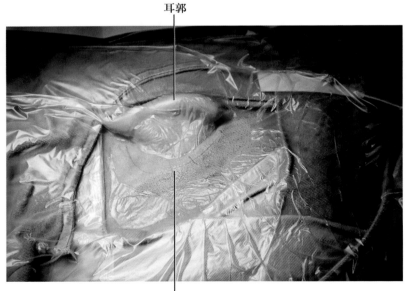

耳后弧形切口

图 6-1　耳后切口示意

利用 10 号刀片在距耳郭后沟 2cm 处做耳后 C 形切口，上方起自耳轮附着缘以上 1cm，向下至乳突尖表面。

图6-2　分离皮瓣

切开皮肤、皮下组织，分离皮瓣，暴露乳突骨膜及颞肌。

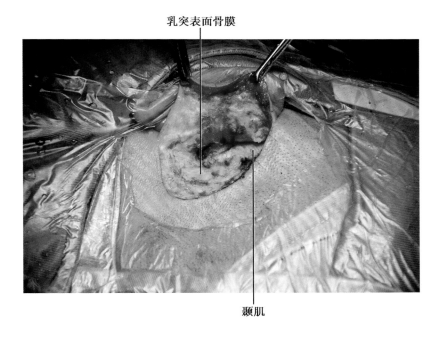

乳突表面骨膜

颞肌

图6-3　骨膜切口

利用电刀沿颞线做横切口，垂直于颞线、沿外耳道后壁切线作竖切口，T形切开乳突骨膜。

▉ 注意事项

此处不需要制作大的耳后骨膜瓣。

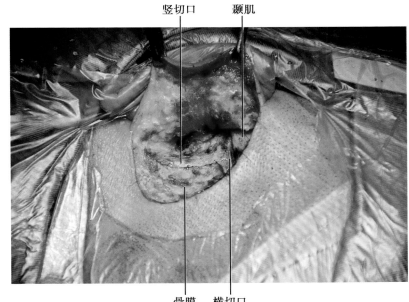

竖切口　　颞肌

骨膜　横切口

外耳道后壁

乳突骨皮质

图 6-4　分离骨膜

利用骨膜剥离子沿骨面向前分离骨膜至外耳道后壁，向后分离骨膜暴露乳突表面骨皮质。

外耳道后壁

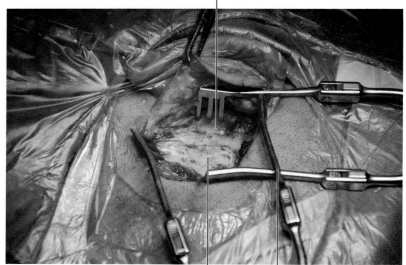

乳突骨皮质　　牵开器

图 6-5　暴露乳突骨皮质

放置乳突牵开器，暴露乳突骨皮质。

▮ 注意事项

注意保证外耳道后壁皮肤的完整性。

图 6-6　磨除乳突骨皮质

利用金刚钻沿颞线从前向后磨除骨质，并沿外耳道切线垂直于颞线呈 T 形磨除乳突骨质。

外耳道后壁

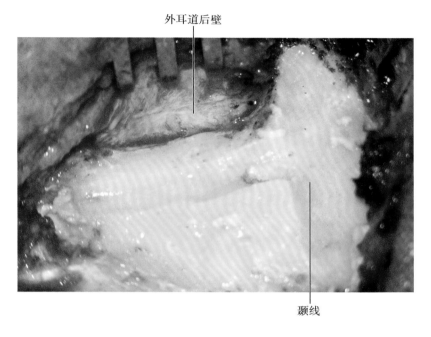

颞线

图 6-7　局限性乳突切除

开放鼓窦，轮廓化中颅底、乳突尖、二腹肌嵴，行局限性乳突切除。

注意事项

注意保留骨性外耳道后壁的完整性。中颅底轮廓化尽可能广泛以便充分暴露上鼓室。

二腹肌嵴　骨性外耳道后壁　砧骨短脚

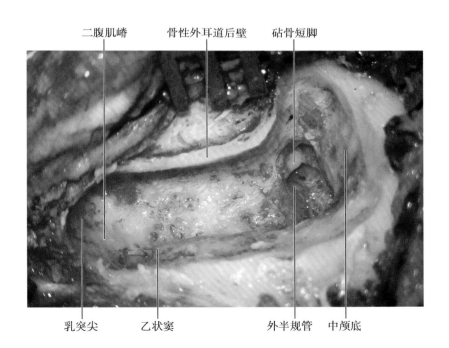

乳突尖　乙状窦　外半规管　中颅底

茎乳孔　　　　　　　面神经第二膝　外半规管

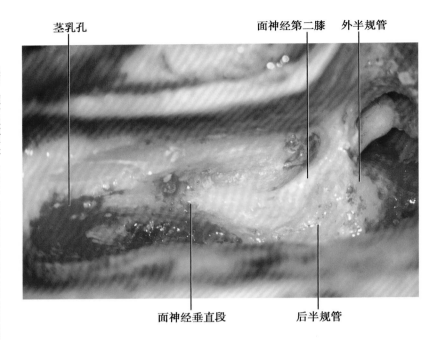

面神经垂直段　　　　后半规管

图6-8　定位面神经

磨除面后气房，轮廓化后半规管，以后半规管为标志定位面神经第二膝，以二腹肌嵴为标志定位茎乳孔，轮廓化面神经垂直段。

▌注意事项

面神经第二膝位于后半规管壶腹前方2mm。茎乳孔位于二腹肌嵴前方。

圆窗龛　砧骨长脚　锤骨头

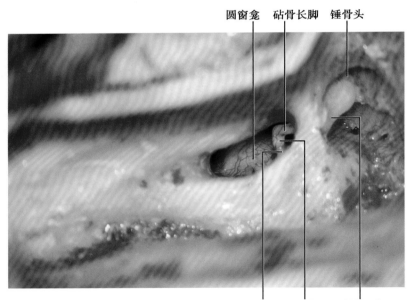

镫骨肌　镫骨头　砧骨短脚

图6-9　开放面隐窝

开放上鼓室、面隐窝，暴露锤砧关节、砧镫关节。

▌注意事项

注意保护鼓索以免影响味觉。避免触碰听骨链以免造成听力下降、耳鸣。

图 6-10　分离砧镫关节

利用砧镫关节刀分离砧镫关节。

▊ 注意事项

个别颞骨气化良好者可保留砧
骨原位行面神经减压术，多数
患者由于砧骨短脚与外半规管
之间空间有限，需要摘除砧骨
以充分暴露膝神经节。

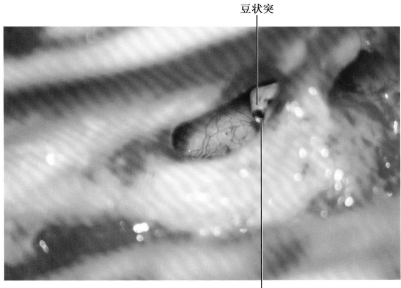

豆状突

砧镫关节刀

图 6-11　分离锤砧关节

利用弯针分离锤砧关节。

▊ 注意事项

先分离砧镫关节，然后分离锤
砧关节，以免振动损伤内耳引
起听力下降、耳鸣。

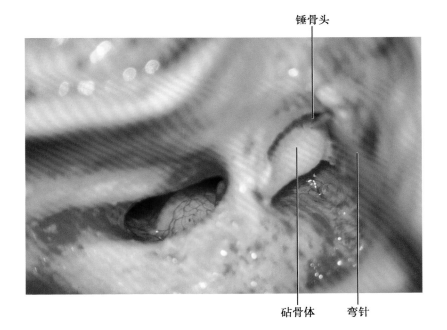

锤骨头

砧骨体　弯针

鼓岬　　后拱柱

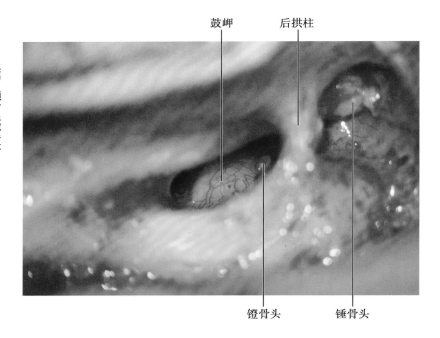

镫骨头　　锤骨头

图 6-12　摘除砧骨

将分离后的砧骨摘除，显露锤骨头及镫骨头。

镫骨前脚

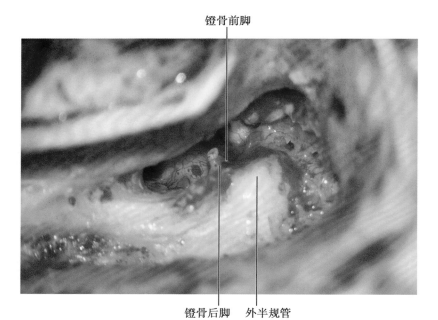

镫骨后脚　外半规管

图 6-13　磨除后拱柱

利用金刚钻磨除后拱柱、轮廓化外半规管，以便充分显露膝神经节，便于面神经减压。

注意事项

如果锤骨头妨碍了膝神经节的显露，可以剪断锤骨头。

图 6-14 轮廓化面神经

利用金刚钻磨薄面神经骨管，轮廓化自膝神经节至茎乳孔面神经骨管。

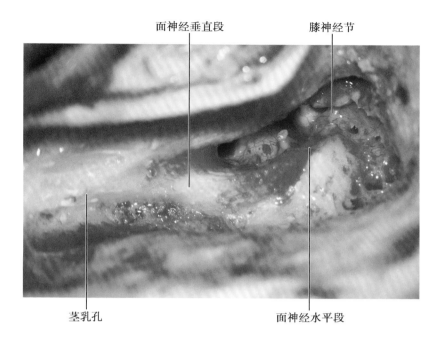

面神经垂直段　　膝神经节

茎乳孔　　　　　　　面神经水平段

图 6-15 开放面神经骨管

利用显微剥离子打开面神经骨管，避免损伤面神经鞘膜。

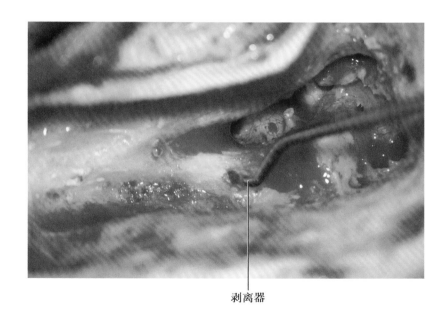

剥离器

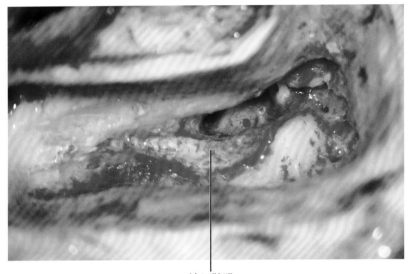

神经鞘膜

图 6-16　暴露神经外膜

打开面神经骨管后充分暴露神经鞘膜。

注意事项

面神经骨管需充分开放。

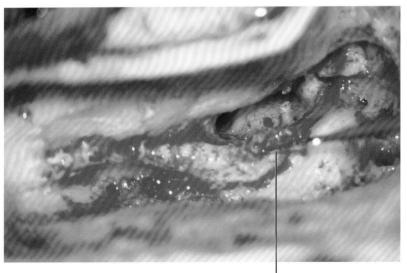

镰状刀

图 6-17　切开神经鞘膜

利用一定配比的抗生素生理盐水冲洗术腔后以镰状刀切开神经鞘膜，暴露神经纤维。

图 6-18 重建听骨链

测量镫骨头至鼓膜之间的距离，植入高度合适的人工听骨，鼓膜与人工听骨之间放置筋膜。

注意事项

重建听骨链，在保证面神经充分减压的基础上恢复声音传导。

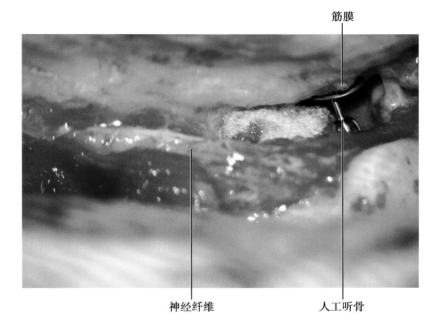

筋膜

神经纤维　　　人工听骨

图 6-19 检测神经兴奋性

利用面神经监测探针刺激面神经，检测神经兴奋性以判断预后。

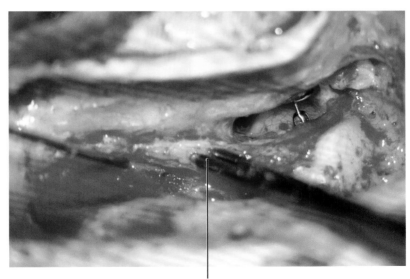

刺激电极

面神经垂直段　　面神经水平段

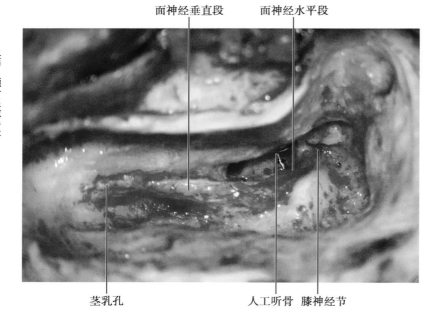

茎乳孔　　　　人工听骨　膝神经节

图 6-20　完成面神经减压术

完成面神经减压术后。

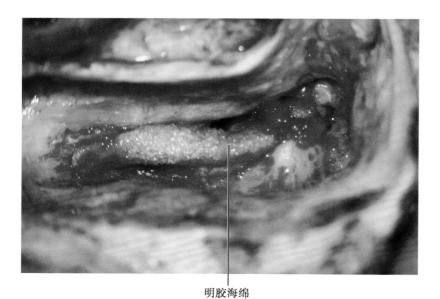

明胶海绵

图 6-21　神经表面放置海绵

神经表面放置浸有甲钴胺注射液的明胶海绵，改善神经营养，促进神经功能恢复。

第七章	内淋巴囊减压术

CHAPTER 7　ENDOLYMPHATIC SAC DECOMPRESSION

第一节	概述

OVERVIEW

内淋巴囊减压术是通过开放乳突腔、磨除内淋巴囊表面骨质、开放内淋巴囊、改善内耳淋巴回流进而达到改善眩晕症状的手术。此术式的优点是对听力无扰动，但并不能确保控制眩晕症状。

● **适应证**

保守治疗无效的早期梅尼埃病患者。

● **手术步骤**

1. 做耳后切口

2. 暴露乳突骨皮质

3. 开放鼓窦　鼓窦位于颞线与外耳道后壁切线交叉处的前下方，使用直接 5～7mm 切割钻顺着颞线从前向后磨除鼓窦表面骨皮质。沿着轮廓化的颅中窝底向内即可显露鼓窦，开放鼓窦至暴露外半规管。

4. 乳突轮廓化　向前轮廓化外耳道后壁，向后轮廓化乙状窦。术腔内壁显露外半规管、后半规管、面神经垂直段。

5. 定位内淋巴囊　沿外半规管向后作直线与乙状窦相交，此线下方、乙状窦前方的区域即为内淋巴囊位置。

6. 显露内淋巴囊　磨除上述区域骨质，轮廓化后半规管，显露内淋巴囊，色白质韧。

7. 切开内淋巴囊　冲洗术腔后锐性切开内淋巴囊外侧壁。

8. 放置硅胶片　将硅胶片放置于内淋巴囊腔内以免闭合。

9. 缝合切口

技巧与要点

- 利用金刚钻磨除内淋巴囊表面骨质时既要注意轮廓化后半规管、乙状窦充分暴露内淋巴囊，又要注意避免损伤颅后窝脑膜以免引起脑脊液漏。
- 乳突气化不良者可暴露并后压乙状窦以便显露内淋巴囊，但要注意避免损伤乙状窦引起大出血中断手术。
- 切开内淋巴囊外侧壁时应刀尖向外，切勿伤及内侧壁进入颅后窝导致脑脊液漏。
- 处理脑膜及内淋巴囊出血需使用双极电凝（低强度），避免使用单极电凝。

外耳道后壁皮肤

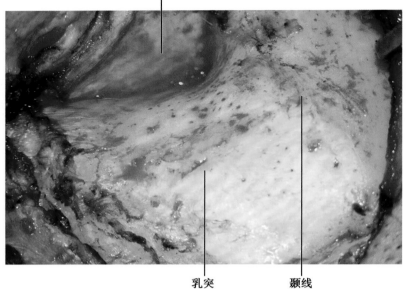

乳突　　　　颞线

图 7-1　暴露乳突骨质

耳后皮肤切口、骨膜切口同面神经减压术。分离骨膜，暴露乳突表面骨皮质。

注意事项

注意保留外耳道后壁皮肤完整。

外耳道后壁皮肤　　　　颞线

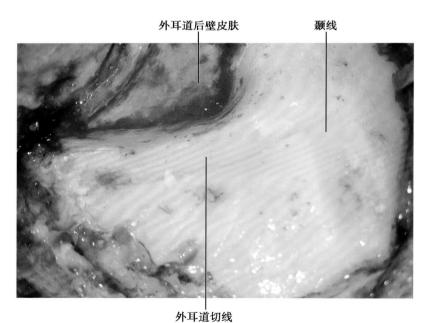

外耳道切线

图 7-2　磨除乳突骨质

利用切割钻沿颞线从前向后磨除乳突骨质，并沿外耳道后壁切线垂直于颞线呈 T 形磨除骨质。

图 7-3 乳突轮廓化

磨除乳突气房，向前轮廓化外耳道后壁，向后轮廓化乙状窦，向上轮廓化中颅底、窦脑膜角，向下轮廓化乳突尖及二腹肌嵴。

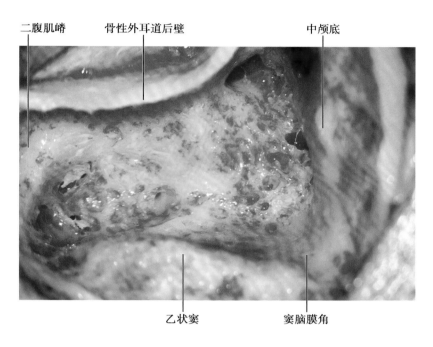

二腹肌嵴　骨性外耳道后壁　中颅底

乙状窦　窦脑膜角

图 7-4 轮廓化半规管

轮廓化外半规管、后半规管，以外半规管、后半规管为定位标志，定位内淋巴囊。

■ **注意事项**

沿外半规管向后做直线与乙状窦相交，此线下方、乙状窦前方区域即为内淋巴囊。

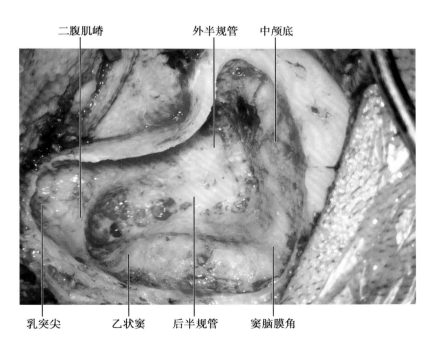

二腹肌嵴　外半规管　中颅底

乳突尖　乙状窦　后半规管　窦脑膜角

外半规管

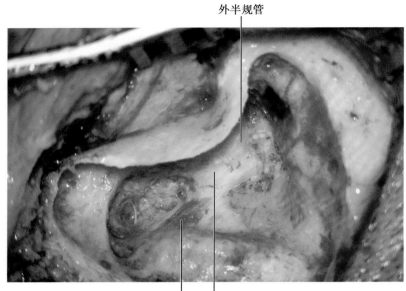

内淋巴囊　后半规管

图 7-5　定位内淋巴囊

利用金刚钻于后半规管和乙状窦之间磨除颅后窝表面骨质，暴露内淋巴囊，磨薄内淋巴囊表面骨质，仅保留一薄层骨壳。

■ 注意事项

避免暴露乙状窦、减少出血风险。

后半规管

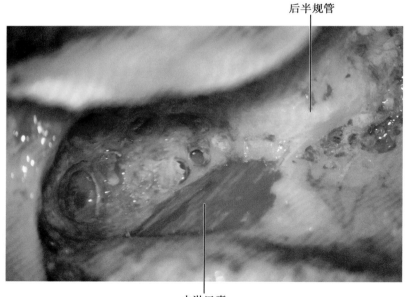

内淋巴囊

图 7-6　暴露内淋巴囊

打开内淋巴囊表面骨壳，暴露内淋巴囊，后至乙状窦，前至后半规管。

■ 注意事项

充分暴露内淋巴囊才能达到减压效果。

图 7-7　切开内淋巴囊外壁

利用 11 号刀片切开内淋巴囊外侧壁。

注意事项

注意切开深度，勿损伤深部硬脑膜。

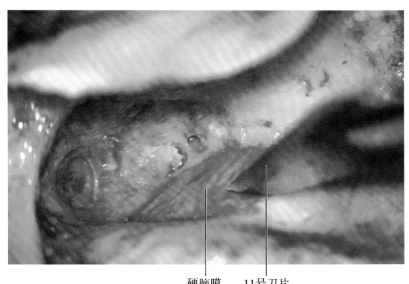

硬脑膜　　11号刀片

图 7-8　切开外侧壁

第一层硬脑膜表面做一小切口后，利用吸引器吸除其内淋巴。

11号刀片

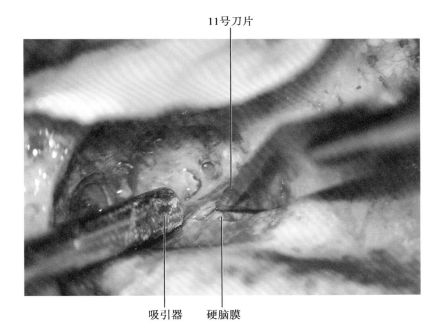

吸引器　　硬脑膜

显微剪

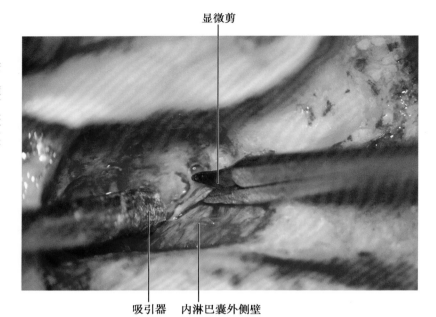

吸引器　内淋巴囊外侧壁

图 7-9　扩大切口

利用显微剪扩大内淋巴囊外侧壁切口。

■ **注意事项**

为了防止闭合，可切除部分内淋巴囊外侧壁。

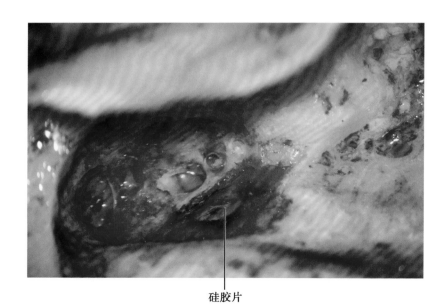

硅胶片

图 7-10　植入硅胶片

于两层硬脑膜之间放置硅胶片，以免术腔闭合，达到长期引流目的。

第八章	半规管填塞术

CHAPTER 8 SEMICIRCULAR CANAL PACKING

第一节	概述

OVERVIEW

半规管填塞术是通过开放乳突、填塞半规管、改变内淋巴引流进而改善眩晕症状的手术。与内淋巴囊手术相似，一般对听力无影响，但控制眩晕的效果优于内淋巴囊手术。

● **适应证**

保守治疗无效或内淋巴囊手术无效的中期梅尼埃病患者。

● **手术步骤**

1. 做耳后切口

2. 暴露乳突骨皮质

3. 开放鼓窦 鼓窦位于颞线与外耳道后壁切线交叉处的前下方，使用直径 5～7mm 的切割钻顺着颞线从前向后磨除鼓窦表面骨皮质。沿着轮廓化的颅中窝底向内即可显露鼓窦，开放鼓窦至暴露外半规管。

4. 乳突轮廓化 向前轮廓化外耳道后壁，向后轮廓化乙状窦，向上轮廓化中颅底。术腔内壁显露外半规管、后半规管、前半规管。

5. 轮廓化半规管 利用金刚钻依次轮廓化后半规管、外半规管、前半规管，注意避免触及砧骨。

6. 显露半规管蓝线 冲洗术腔后依次磨除后半规管、外半规管、前半规管表面骨质、显露蓝线。

7. 局限开放半规管 沿半规管蓝线开放骨性半规管 2mm，勿伤及膜半规管。

8. 填塞半规管 将条状结缔组织缓慢填塞入骨性半规管，压闭膜半规管。

9. 缝合切口

技巧与要点

- 需充分轮廓化乙状窦以便显露并处理后半规管。需充分轮廓化中颅底以便显露并处理前半规管。但要避免损伤颅中窝、颅后窝脑膜。

- 此术式只针对处理半规管，无需轮廓化面神经，同时避免触及听骨链。

- 局限开放骨性半规管，既要避免磨除太深伤及膜半规管，又要避免磨除范围太大导致结缔组织填塞不紧影响手术效果。

外耳道后壁皮肤

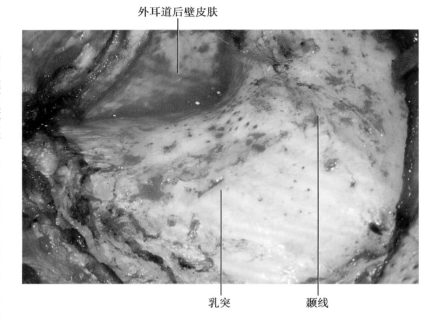

乳突　　颞线

图 8-1　暴露乳突骨质

耳后皮肤切口、骨膜切口同面神经减压术。分离骨膜，暴露乳突表面骨皮质。

注意事项

注意保留外耳道后壁皮肤完整。

外耳道后壁皮肤　　颞线

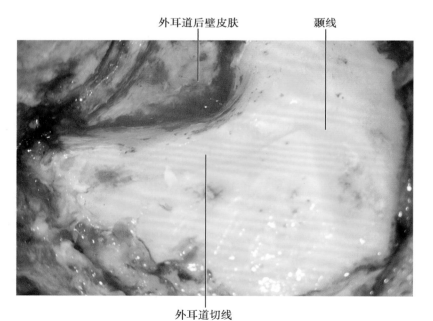

外耳道切线

图 8-2　磨除乳突骨质

利用切割钻沿颞线从前向后磨除乳突骨质，并沿外耳道后壁切线垂直于颞线呈 T 形磨除骨质。

图 8-3 乳突轮廓化

磨除乳突气房，向前轮廓化外耳道后壁，向后轮廓化乙状窦，向上轮廓化中颅底、窦脑膜角，向下轮廓化乳突尖及二腹肌嵴。

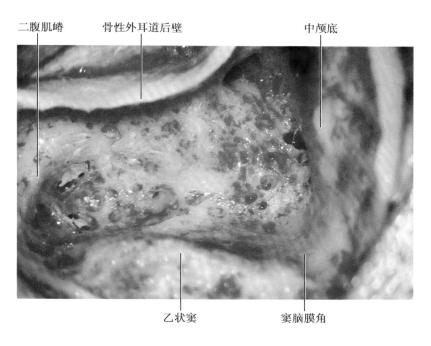

二腹肌嵴　　骨性外耳道后壁　　中颅底

乙状窦　　窦脑膜角

图 8-4 显露半规管

利用金刚钻磨除半规管周围骨质，轮廓化外半规管、后半规管。

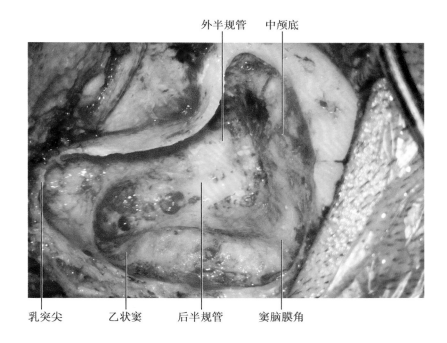

外半规管　中颅底

乳突尖　　乙状窦　　后半规管　　窦脑膜角

外半规管　　弓下动脉

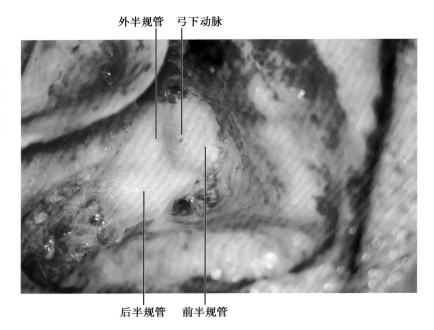

后半规管　　前半规管

图 8-5　轮廓化前半规管

利用金刚钻轮廓化前半规管，暴露蓝线。

▎**注意事项**

轮廓化前半规管时避免伤及颅中窝脑膜造成脑脊液漏。

外半规管

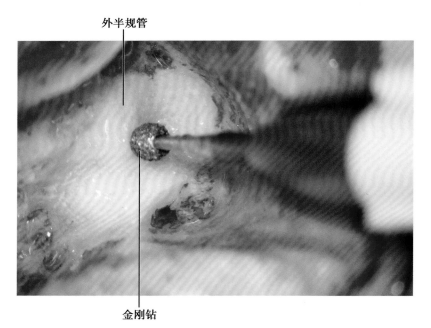

金刚钻

图 8-6　轮廓化外半规管

利用金刚钻磨除外半规管周围骨质，轮廓化外半规管。

图 8-7　开放外半规管

沿蓝线开放骨性外半规管，形成瘘口。

▌注意事项

注意勿损伤膜性半规管。

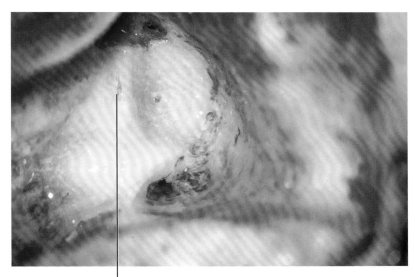

外半规管瘘口

图 8-8　切取颞肌筋膜

利用眼科剪切取小块颞肌筋膜。

眼科剪

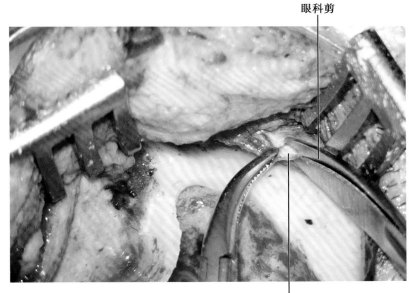

颞肌筋膜

颞肌筋膜

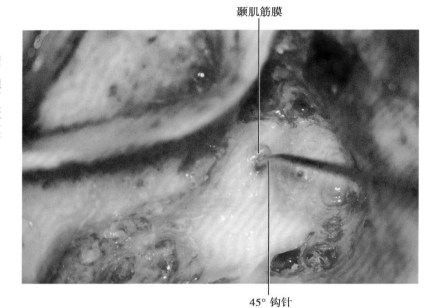

45° 钩针

图 8-9　填塞外半规管

利用 45° 钩针将颞肌筋膜填入外半规管造瘘口中，压闭膜性半规管。

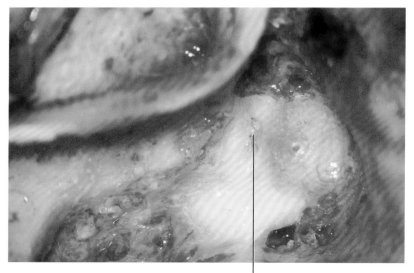

颞肌筋膜

图 8-10　外半规管填塞后

外半规管已填塞。

图 8-11　轮廓化后半规管

利用金刚钻磨除骨性后半规管周围骨质。

注意事项

轮廓化后半规管时注意避免损伤乙状窦及颅后窝脑膜。

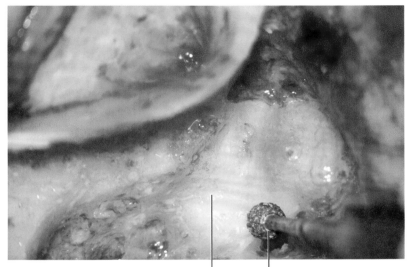

后半规管　　金刚钻

图 8-12　开放后半规管

开放骨性后半规管，形成瘘口。

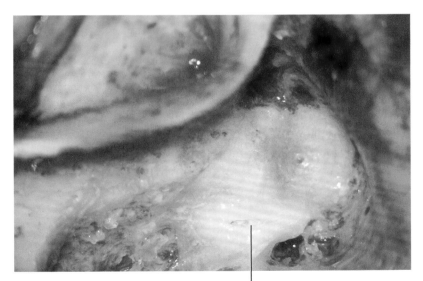

后半规管造瘘口

45° 钩针

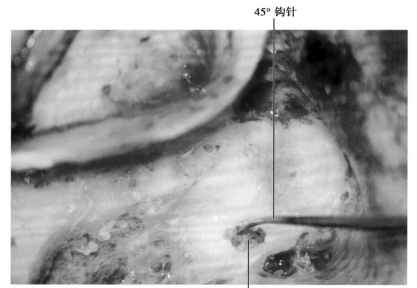

颞肌筋膜

图 8-13　填塞造瘘口

切取小块颞肌筋膜以 45° 钩针填塞
入后半规管。

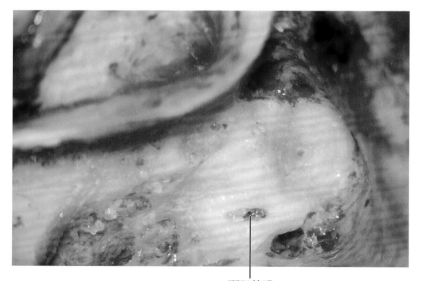

颞肌筋膜

图 8-14　填塞后半规管

后半规管已填塞。

图 8-15 开放前半规管

利用金刚钻磨除前半规管表面骨质。

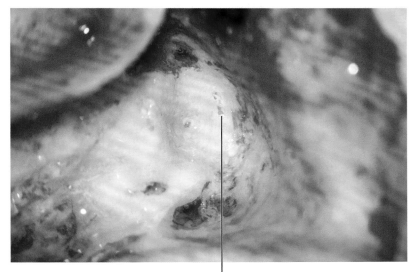

前半规管造瘘口

图 8-16 填塞前半规管

利用 45° 钩针将切取的颞肌筋膜填塞前半规管。

颞肌筋膜

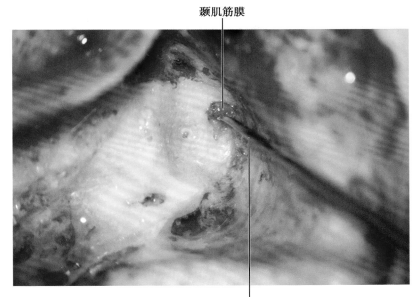

45° 钩针

外半规管　　中颅底

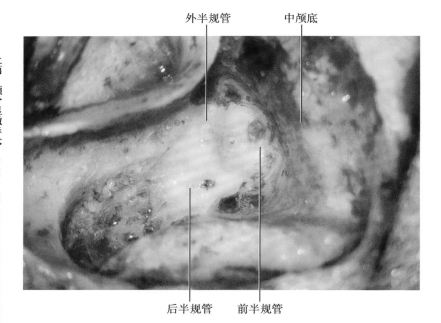

后半规管　　前半规管

图 8-17　完成半规管填塞

完成三个半规管填塞。

下篇 | 侧颅底手术
PART 2　LATERAL SKULL BASE SURGERY

<table>
<tr><td>第九章</td><td>

岩骨次全切除术

CHAPTER 9 SUBTOTAL PETROSECTOMY
</td></tr>
</table>

<table>
<tr><td>第一节</td><td>

概述
OVERVIEW
</td></tr>
</table>

原则：彻底切除颞骨所有气房包括乙状窦后气房、面后气房、鼓窦气房、迷路后气房、迷路上气房、迷路下气房、管上气房和颈动脉周围气房，轮廓化颅中窝和颅后窝、乙状窦、颈静脉球、颈内动脉、面神经和耳囊（根据清除病变的需要可以牺牲耳囊），横断并封闭外耳道，填塞咽鼓管口，利用腹部脂肪填塞术腔。

分类：岩骨次全切除术既可以是独立的术式，也可以作为复杂侧颅底手术的一个组成部分，应用于经耳囊径路和颞下窝径路 A 型、B 型、C 型等。其分为两种类型——一种是保留耳囊，另一种是切除耳囊。

一、保留耳囊的岩骨次全切除术
SUBTOTAL PETROSECTOMY WITH PRESERVATION OF THE OTIC CAPSULE

● **适应证**

切除颞骨广泛胆脂瘤、腺瘤、面神经鞘膜瘤和 B 型副神经节瘤，也可用于修补先天性脑脊液漏、外伤（如颞骨横行骨折）所致有潜在脑膜炎风险的脑脊液漏修补等。

● **手术步骤**

1. 做颞部 - 耳后皮肤切口 切口呈弧形，起自耳郭上方 2cm，向后下延伸距离耳郭后沟 3cm，继续向前下终止于乳突尖下方 1cm。向前掀起耳后皮瓣，分离至耳郭后沟，暴露乳突区骨膜。切制蒂在前方的耳后骨膜瓣：上平颞线，下齐外耳道底。利用剥离子向前分离耳后乳突骨膜瓣，至外耳道口水平。

2. 封闭外耳道 使用 11 号刀片横行切开外耳道后壁皮肤，平道上棘水平从 1 点方向开始，经外耳道后壁切至 7 点方向。将蚊式止血钳深入至耳屏软骨前方，分离耳屏软骨与腮腺，横行切断耳屏软骨及外耳道前壁皮肤。使用眼科剪沿耳屏软骨表面向外环形分离外耳道皮肤，分离深度约 1cm。于分离的外耳道皮肤上下两端分别预置 1 根外耳道牵拉线。使用自外耳道口伸入的蚊式止血钳夹持牵引线，将牵引线引出外耳道口，通过牵引线向外牵拉外耳道皮肤，将其外翻暴露至外耳道口。缝合外耳道皮肤断端，封闭外耳道。将前述耳后骨膜瓣缝合于耳屏软骨上，加固缝合外耳道。

3. 切除外耳道残余皮肤 利用显微剥离子分离外耳道皮肤，眼科剪切除残留的外耳道皮肤。

4. 开放式乳突根治 使用骨膜剥离子将软组织与乳突分开，放置乳突牵开器充分暴露乳突区（颞线上方至乳突尖，颧弓根至乙状窦后）。利用切削钻磨除乳突骨皮质，磨除外耳道后壁，磨除乳突所有气房，暴露范围：上方至颅中窝底，下方至乳突尖，前方至外耳道前壁，后方至乙状窦后。轮廓化中颅底、乙状窦和后颅底。

5. 处理鼓室结构 微型钩针掀起鼓环，暴露鼓索、砧骨、锤砧关节、锤骨、砧镫关节、镫骨。使用大号 Bellucci 剪切断鼓索。利用砧镫关节刀分离砧镫关节，摘除砧骨。利用大号 Bellucci 剪切断鼓膜张肌肌腱，完整去除锤骨和鼓膜（检查外耳道确保无鳞状上皮组织残留）。利用镫骨足弓剪切断镫骨后脚。使用 45° 钩针折断镫骨前脚。利用大号 Bellucci 剪切断镫骨肌腱。摘除残余镫骨。

6. 磨除所有气房、保留耳囊 磨除颞骨气房（不包括岩尖）：上方至颅中窝底，下方至乳突尖，前方至颈内动脉，后方至乙状窦后 1cm。按乙状窦后气房、面神经后气房、迷路后气房、迷路上气房、咽鼓管上气房、迷路下气房和颈内动脉周围气房的顺序清除颞骨气房。磨除气房的同时完成轮廓化颅中窝、乙状窦、外半规管、后半规管、前半规管。轮廓化面神经鼓室段直到辨认膝神经节和岩浅大神经。面神经鼓室段的最前端和膝神经节构成迷路上隐窝和咽鼓管上隐窝的分界。颈静脉球位于下鼓室底部偏内侧，连接乙状窦和颈内静脉，轮廓化颈静脉球。颈内动脉位于外耳道前壁深面，磨除颈内动脉周围的气房，轮廓化颞骨内颈内动脉垂直段，向上暴露至弯曲部。保留耳囊和内耳功能。

7. 封闭咽鼓管口 利用金刚钻将咽鼓管骨性段尽量向峡部磨除。颈内动脉前气房可延伸至岩尖，需用金刚钻小心清除。当清除所有的颈内动脉周围气房后在咽鼓管峡部使用双极电凝破坏黏膜，利用骨蜡予以封闭，再用肌肉填塞，彻底封闭咽鼓管。

8. 切除乳突尖 磨除二腹肌嵴，暴露二腹肌。利用 Allis 钳夹住乳突尖，向茎乳孔外侧旋转，折断乳突尖避免损伤茎乳孔处面神经。使用大号弯剪紧贴乳突尖表面剪断胸锁乳突肌，游离乳突尖。切除乳突尖，缩小术腔。

9. 完成保留耳囊的岩骨次全切除术 轮廓化并保留上方颅中窝、下方颈静脉球、前方外耳道前壁、后方乙状窦表面骨壳，保留半规管、面神经和耳蜗于原位。如果病变范围广泛，可以实施切除耳囊的岩骨次全切除术。

10. 腹壁脂肪填充术腔

11. 颞肌瓣加固缝合

12. 关闭切口

技巧与要点

- 确保耳后骨膜瓣与外耳道软骨部相连，作为封闭外耳道的第二层组织，加固缝合外耳道。

- 注意暴露鼓鳞裂和鼓乳裂，便于随后切除外耳道内侧皮肤及鼓膜和封闭外耳道。手术结束时将封闭术腔，因此要去除所有鳞状上皮包括外耳道皮肤、鼓膜上皮，预防术后发生胆脂瘤。

- 横断外耳道时利用蚊式止血钳分隔耳屏软骨与腮腺，避免刀尖误伤腮腺内的面神经和血管。

- 乳突轮廓化后术腔呈碟形，即一个外大里小、四壁光滑的术腔，这样便于足够的光线和器械进入术腔，有利于深部手术操作。磨除所有悬骨，避免形成深井样术腔直上直下影响暴露。完成开放式乳突根治术时大部分气房已经清理，按照 Fisch 外科手术原则，开放式乳突根治术就是未处理迷路下气房和颈内动脉周围气房的岩骨次全切除术。

- 提前剪断鼓索可以减少后续操作中牵拉鼓索影响面神经，从而减少对面神经功能的影响。

- 在保留耳囊的岩骨次全切除术中，3 块听小骨中只保留镫骨足板，其余听小骨结构予以去除，避免操作中触碰听小骨将压力传至内耳导致感音神经性听力损失、耳鸣等。

- 避免遗留气房表面的黏膜继续分泌，导致术后并发症。彻底清除迷路下气房时需要磨除下鼓室骨质，并轮廓化颈动脉孔和颈静脉球。保证重要结构表面均有薄层骨质覆盖，达到既保留重要结构、又彻底暴露并清除病变的目的。

- 广泛的病变可累及颈内动脉周围，轮廓化颈内动脉的目的是避免清除病变时误伤颈内动脉导致大出血。注意沿前鼓室内侧壁走行的颈内动脉可能存在裂隙。鼓膜张肌半管覆盖颈内动脉水平段的后部。

- 咽鼓管峡部位于颈内动脉弯曲部（垂直段与水平段转弯处）的前下方，咽鼓管通向鼻咽部，需封闭咽鼓管，避免脑脊液漏和鼻咽部逆行感染。
- 在邻近面神经、血管、脑膜等重要结构时应使用金刚钻，注意金刚钻的旋转方向应为远离颈内动脉、面神经等重要结构的方向以免误伤。
- 磨除所有气房，重要结构表面保留薄层骨质，使术腔成为流线型的光滑曲线，便于彻底暴露、清除病变和修复。

特定器械

11 号刀片、乳突剥离子、乳突牵开器、大号弯剪、眼科剪、Allis 钳、蚊式止血钳、大号 Bellucci 剪、砧镫关节刀、镫骨足弓剪、45° 钩针。

二、切除耳囊的岩骨次全切除术
SUBTOTAL PETROSECTOMY WITH REMOVAL OF THE OTIC CAPSULE

● **适应证**

切除耳囊后便于处理位于耳囊深部的病变（如迷路上和迷路下岩尖胆脂瘤，C3-4、De1-2、Di1-2 颞骨副神经节瘤）。

切除耳囊的岩骨次全切除术属于经耳囊径路的一部分。

● **手术步骤**

1．完成保留耳囊的岩骨次全切除术

2．切除后耳囊（迷路）　在轮廓化三个半规管的基础上，观察半规管与面神经水平段、垂直段和迷路段的关系。沿半规管的走行方向先磨出蓝线，再予以切除。开放前庭直至看见前庭内侧壁、后壶腹神经和上壶腹神经。在内耳道上界前外侧 2mm 辨认面神经迷路段。轮廓化内耳道上壁、后壁、下壁直至内耳门。

3．切除前耳囊（耳蜗）　轮廓化面神经垂直段和颈静脉球，沿颈静脉球向蜗窗龛尽可能接近面神经。利用金刚钻磨除耳蜗，以便暴露内耳道的前壁：前界为颈内动脉后壁，后界为面神经垂直段前缘，上界为面神经水平段下缘，下界为颈静脉球上缘。看清蜗窗龛，依次磨开耳蜗的底转、中转和顶转表面的骨质（顶转可能被鼓膜张肌半管覆盖）向上至接近面神经。轮廓化内耳道前壁直到内耳门。注意内耳道位于轮廓化的面神经鼓室段和乳突段的深处和前方。

4．广泛暴露颅后窝脑膜　显露内耳道、岩上窦、颈内动脉垂直段和颈静脉球之间脑膜，切开硬脑膜即可进入脑桥小脑三角前部。

5．完全暴露颞骨内侧壁　将位于耳囊内侧和延伸到岩尖的气房彻底清除，360° 轮廓化内耳道，轮廓化乙状窦、岩上窦、颈内动脉和颈静脉球。

6．切除耳囊的岩骨次全切除　上方为颅中窝，下方为颈静脉球，前上方为颧弓根，前方为外耳道前壁和颈内动脉，后上方为窦脑膜角，后方为乙状窦后脑膜。术腔深面，唯有轮廓化的面神经垂直段、锥曲段、水平段，膝神经节，迷路段和内耳道。

7．填塞术腔　切取腹部脂肪紧密填塞术腔。

8．颞肌瓣加固封闭术腔　如有感染存在时可采用带血管的颞肌瓣或胸锁乳突肌填塞术腔。

9．缝合皮肤切口

技巧与要点

- 切除耳囊的岩骨次全切除术不是经耳蜗径路，经耳蜗径路包括切除耳蜗、切断岩浅大神经、面神经后移，但中耳和外耳道保持完整。
- 切除耳囊岩骨次全切除术涉及广泛暴露脑膜，因此需要清除中耳所有气房。
- 耳蜗周围空间狭窄，磨除耳蜗时避免损伤周围重要结构。耳蜗底转前方为颈内动脉，注意避免损伤。耳蜗顶转可能被鼓膜张肌半管覆盖，并紧邻面神经迷路段，避免损伤面神经。
- 脂肪需紧密填塞术腔，保持一定压力，以避免脑脊液漏。感染的伤口不能用脂肪填塞术腔，应使用带有血供的肌肉以免脂肪液化坏死。
- 颞肌瓣加固缝合可防止脂肪萎缩后耳郭向内塌陷，也利于加压脂肪预防脑脊液漏。

第二节	手术图解

SURGERY ILLUSTRATION

图 9-1　耳后切口示意

距耳郭后沟 3cm 行耳后 C 形切口，上方起自耳郭上缘 2cm，下至乳突尖下方 1cm。

注意事项

切口宜大，便于暴露和处理深部病变。

耳郭

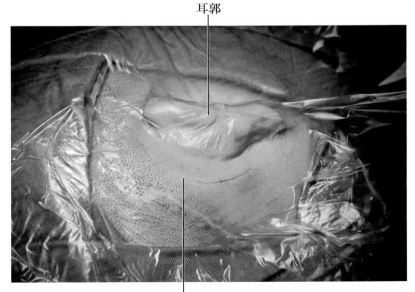

皮肤切口

颞肌　向前掀起皮瓣

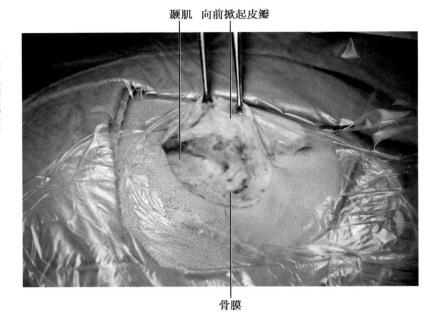

骨膜

图 9-2　掀起皮瓣

切开皮肤、皮下组织，向前分离皮瓣至耳郭后沟，暴露乳突表面骨膜和颞肌。

注意事项

皮瓣厚度应适当：皮瓣太薄则遗留过多皮下组织于乳突表面，不利于后续分离。皮瓣太厚则可能损伤骨膜影响骨膜瓣的保留。

第一切口

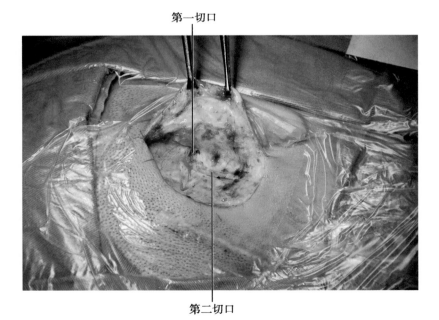

第二切口

图 9-3　骨膜切口

沿颞线从前向后做第一切口。距外耳道后壁约 0.5cm 垂直于第一切口做第二切口。T 形切开乳突骨膜向下至乳突尖。

注意事项

切制三角形骨膜瓣用于加固封闭外耳道。

图 9-4　分离骨膜瓣

利用骨膜剥离子沿骨面向前分离骨膜至外耳道后壁，向后分离骨膜暴露乳突表面骨皮质。

▌注意事项

前方的骨膜瓣作为封闭外耳道的第二层组织，加固缝合外耳道。后方的骨膜瓣在手术结束时可与颞肌缝合，封闭术腔填塞的脂肪。

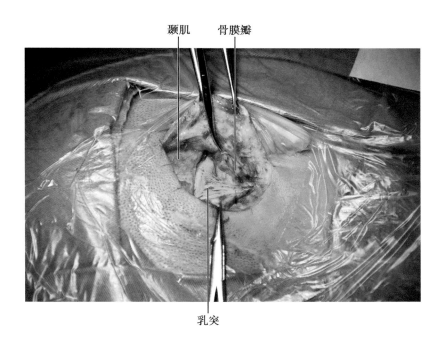

颞肌　骨膜瓣

乳突

图 9-5　横行切开外耳道后壁

使用 11 号刀片从 1 点～7 点方向横行切开外耳道后壁皮肤。

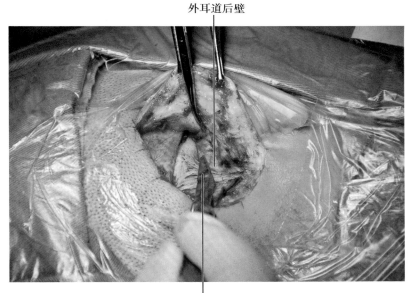

外耳道后壁

11号刀片

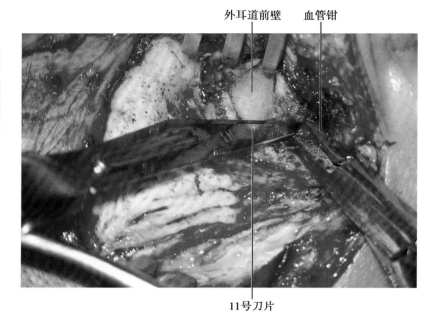

外耳道前壁　血管钳

11号刀片

图 9-6　横断外耳道前壁

利用蚊式止血钳插入外耳道前壁耳屏软骨前方，将耳屏软骨与腮腺分离，然后用尖刀横行切断外耳道前壁皮肤及耳屏软骨。

▌注意事项

先将蚊式止血钳置于腮腺与外耳道软骨之间，目的是保护腮腺内面神经免受损伤。

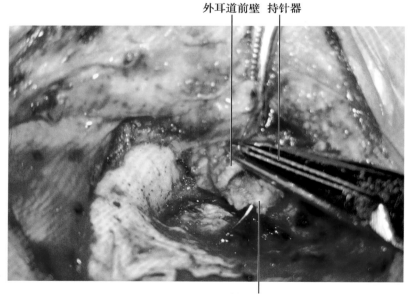

外耳道前壁　持针器

外耳道后壁

图 9-7　分离外耳道皮筒

使用眼科剪沿耳屏软骨表面环形分离外耳道皮肤，分离深度约1cm。使用 4-0 可吸收线在已分离的外耳道外侧皮肤预置牵引线。牵引线第一次进针：缝线首先由外侧外耳道前壁皮肤穿入皮下，然后从皮下穿出。

▌注意事项

牢记"皮进皮出"原则，确保封闭成功。

图 9-8 预置牵引线

牵引线第二次进针：在外侧外耳道后壁，将上述同一缝线再由皮下进入，从皮肤穿出，缝线再次穿回到外耳道。

注意事项

务必将缝线留置在外耳道内而不是皮下。

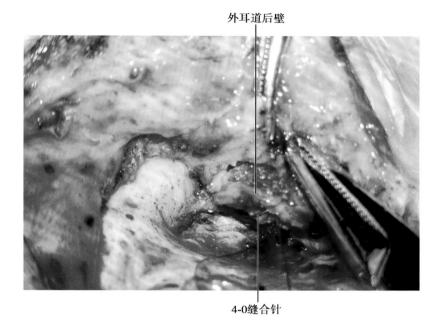

外耳道后壁

4-0缝合针

图 9-9 预置牵引线

已预置好第一根牵引线，形成环在内侧的线环。

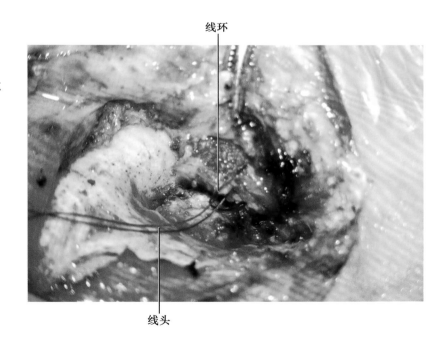

线环

线头

缝合线

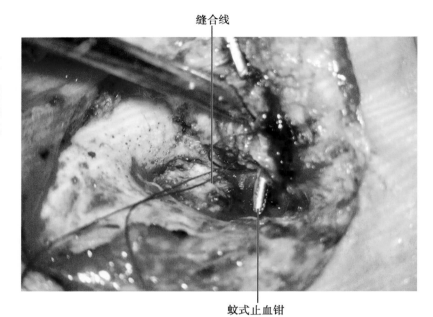

蚊式止血钳

图 9-10　夹持牵引线

经外耳道口插入蚊式止血钳，贴着外耳道底进入视野，从外侧外耳道皮肤切口的断端露出蚊式止血钳，夹持牵引线，将牵引线从外耳道口拉出。

■　注意事项

注意蚊式止血钳进入方向，避免交叉。

外耳道皮肤断端

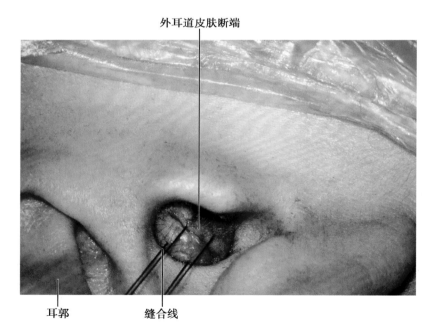

耳郭　　缝合线

图 9-11　拉出外耳道皮瓣

同样方法预置并拉出第二根牵引线，利用两根牵引线将游离的外耳道外侧皮肤呈套袖状拉出外耳道口。

■　注意事项

注意双线避免交叉造成打结不紧，确保皮肤断端外翻以利切口愈合。

图 9-12 封闭外耳道

利用 4-0 缝合线缝合外翻的外耳道皮肤断端，封闭外耳道。

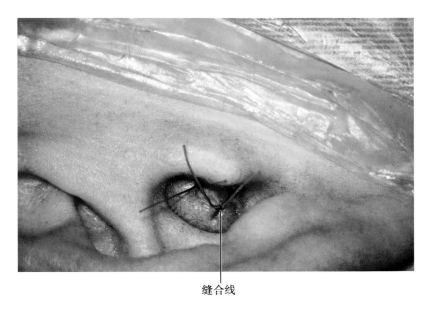

缝合线

图 9-13 修剪耳后骨膜瓣

利用蚊式止血钳夹持耳后骨膜瓣并修剪之，可作为封闭外耳道口的第二层组织。

蚊氏止血钳　耳后皮瓣

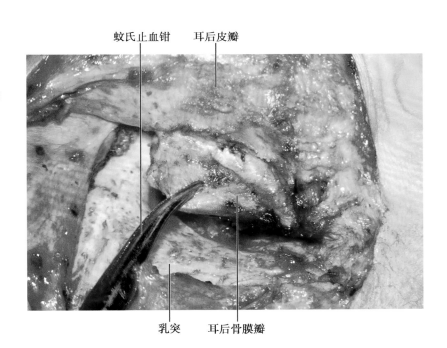

乳突　耳后骨膜瓣

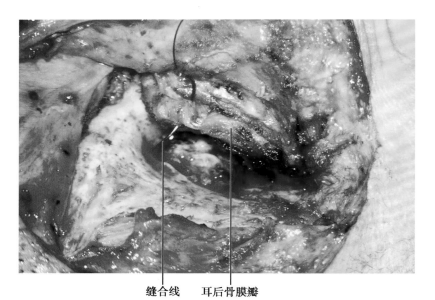

缝合线　　耳后骨膜瓣

图 9-14　缝合骨膜瓣

利用 4-0 可吸收线将耳后骨膜瓣
与外耳道前壁软骨缝合：第 1 针缝
合耳后骨膜瓣。

外耳道前壁软骨

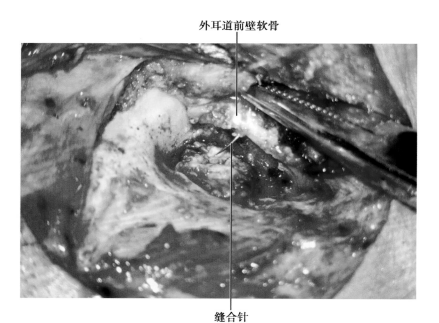

缝合针

图 9-15　缝合外耳道软骨

第 2 针缝合外耳道前壁软骨。

注意事项

缝合于软骨最可靠，避免缝合
于腮腺等组织。

图 9-16　封闭外耳道第二层

将耳后骨膜瓣缝合于耳屏软骨上，加固缝合外耳道，作为封闭外耳道的第二层。

■ 注意事项

彻底封闭外耳道，避免可能出现的脑脊液耳漏。

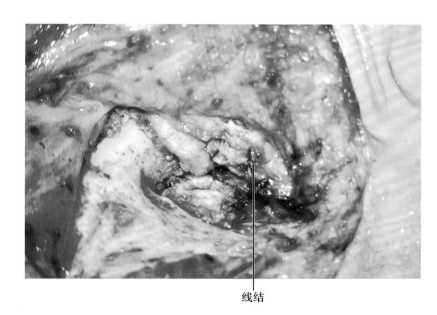

线结

图 9-17　切除外耳道内侧皮肤

利用显微剥离子分离外耳道内侧皮肤，切除残留的外耳道皮肤。

■ 注意事项

需要彻底切除外耳道皮肤包括鼓膜，以免残留上皮形成胆脂瘤。

外耳道皮肤断缘

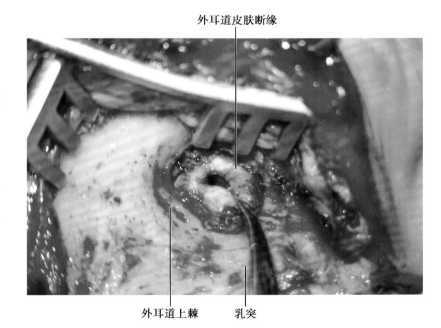

外耳道上棘　乳突

鼓膜　颞骨鼓部

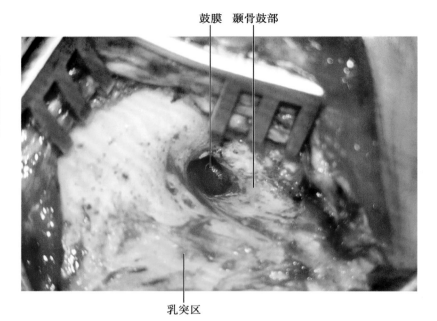

乳突区

图 9-18　暴露乳突区

外耳道内侧皮肤已切除。放置乳突牵开器牵开软组织，充分暴露乳突区。暴露范围：颞线上方至乳突尖，颧弓根至乙状窦后。

▊ **注意事项**

充分暴露乳突、颞骨鼓部等以便后续操作暴露深部结构。

第一切口

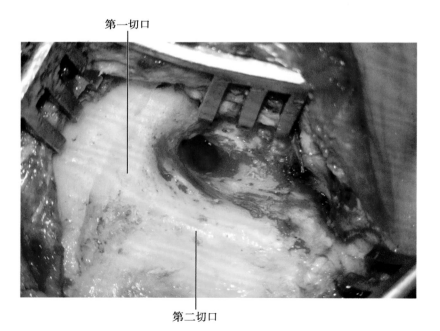

第二切口

图 9-19　磨除乳突骨皮质

利用切削钻磨除乳突骨皮质，沿颞线做第一切口，垂直于颞线、平行于外耳道后壁做第二切口，沿两个切口向后磨除乳突骨质。

图 9-20 乳突轮廓化

在保留外耳道后壁的前提下，磨除乳突所有气房，完成完壁式乳突根治。轮廓化中颅底、乙状窦、窦脑膜角、乳突尖。

注意事项

暴露范围：上至颅中窝底，下至乳突尖，前至外耳道后壁，后至乙状窦后气房。

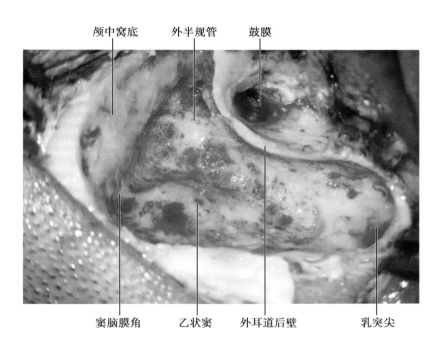

颅中窝底　外半规管　鼓膜

窦脑膜角　乙状窦　外耳道后壁　乳突尖

图 9-21 磨除外耳道后壁

在完壁式乳突轮廓化基础上，利用切削钻磨除外耳道后壁、开放上鼓室、磨低面神经嵴。暴露外半规管、砧骨、锤砧关节。

注意事项

充分开放乳突以便于清除深部病变。

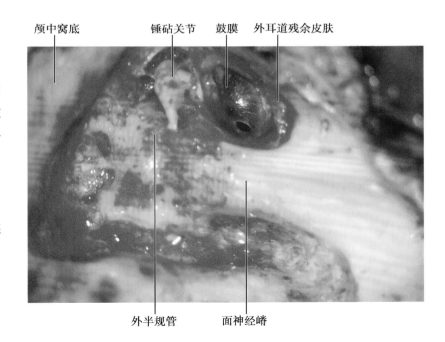

颅中窝底　锤砧关节　鼓膜　外耳道残余皮肤

外半规管　面神经嵴

锤骨　　咽鼓管鼓室口

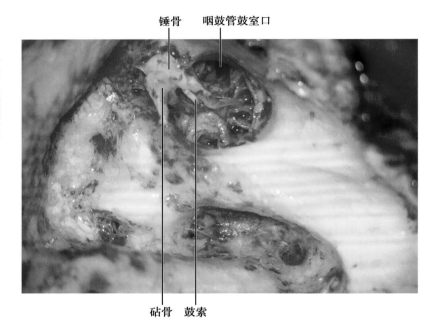

砧骨　鼓索

图 9-22　切除鼓膜及残留外耳道皮肤

切除鼓膜及残留外耳道皮肤，暴露锤骨、砧骨、镫骨，剪断鼓索。

▎注意事项

清除所有上皮组织以免术后形成胆脂瘤。提前切断鼓索以免牵拉造成面瘫。

锤骨　　咽鼓管鼓室口

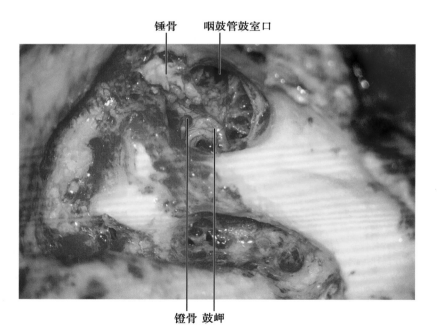

镫骨　鼓岬

图 9-23　摘除砧骨

利用关节刀分离砧镫、锤砧关节，摘除砧骨。

▎注意事项

提前摘除砧骨以避免影响镫骨造成耳鸣、听力下降。

图 9-24　剪断鼓膜张肌肌腱

利用显微剪切断鼓膜张肌肌腱。

■ **注意事项**

摘除锤骨是为了扩大视野、充
分暴露病变。

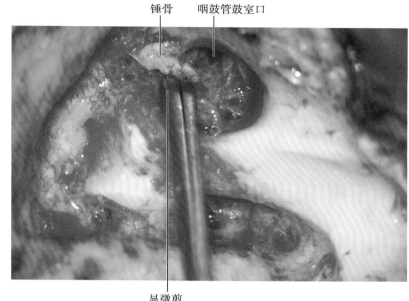

图 9-25　摘除锤骨

剪断鼓膜张肌肌腱，分离锤骨上
韧带，摘除锤骨。

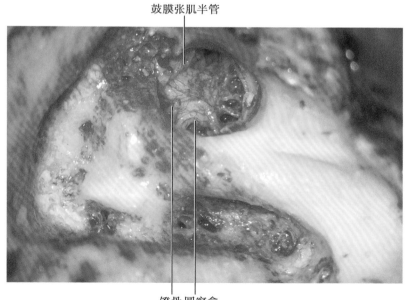

前半规管　　　管上气房　　　咽鼓管鼓室口

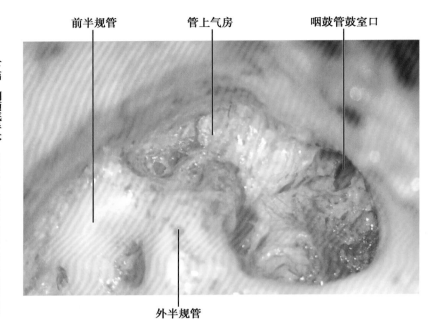

外半规管

图 9-26　磨除管上气房

■ **注意事项**

磨除颧弓根骨质、摘除锤骨才能充分显露管上气房，清除可能隐藏此处的病变。

前半规管　　外半规管　　　鼓岬

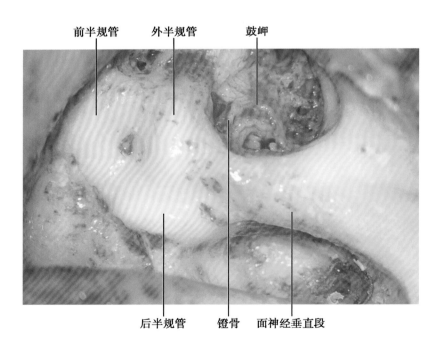

后半规管　　镫骨　　面神经垂直段

图 9-27　磨除迷路周围气房

磨除迷路上、迷路下、面后气房。

■ **注意事项**

轮廓化面神经、半规管，在保留重要结构的前提下充分暴露、彻底清除病变。

图 9-28 轮廓化颈内动脉、颈静脉球

磨除颈内动脉、颈静脉球周围气房，轮廓化颈内动脉、颈静脉球，完成保留耳囊的岩骨次全切除术。封闭咽鼓管、腹部脂肪填塞术腔，骨膜瓣加固缝合（见第十一章）。

注意事项

保留耳囊的岩骨次全切除术：暴露范围上至中颅底、下至颈静脉球和二腹肌嵴、前至颈内动脉、后至乙状窦后，术腔内只保留面神经、半规管、镫骨、耳蜗。

切除耳囊的岩骨次全切除术：详见第十一章"经耳囊径路"。

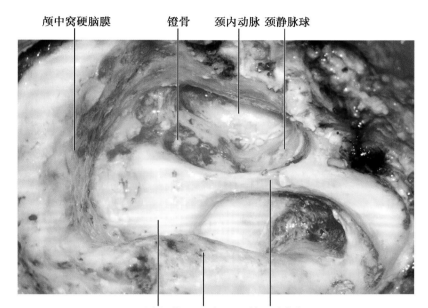

颅中窝硬脑膜　镫骨　颈内动脉　颈静脉球

后半规管　乙状窦　面神经垂直段

经迷路径路

CHAPTER 10 TRANSLABYRINTHINE APPROACH

第一节 概述 OVERVIEW

通过开放乳突、磨除迷路（不进入中耳）暴露颅后窝硬脑膜，经此到达内耳道和脑桥小脑三角切除内耳道和脑桥小脑三角的肿瘤。

- **适应证**

  1. 经迷路径路适用于切除听神经瘤（不保留听力）等脑桥小脑三角的肿瘤。
  2. 也可用于前庭神经切除术治疗眩晕。

- **手术步骤**

  1. 做耳后弧形切口 起自耳轮上方 2cm，向后下延伸距离耳郭后沟 3cm，继续向前下终止于乳突尖表面。向前掀起耳后皮瓣，分离至耳郭后沟，暴露乳突区骨膜。切制蒂在前方的耳后骨膜瓣。利用乳突剥离子向前分离耳后骨膜瓣至外耳道口水平，暴露乳突骨皮质。

  2. 闭合式乳突根治 磨除乳突骨皮质，开放鼓窦、上鼓室，暴露锤砧关节，上至颅中窝底，下至二腹肌嵴，前至外耳道后壁，后至乙状窦后轮廓化，暴露外半规管和后半规管。沿着三个半规管的走行方向，依次轮廓化外半规管、后半规管和前半规管。二腹肌嵴向前定位茎乳孔即面神经垂直段的下极，根据后半规管壶腹的前外侧 2mm 定位面神经垂直段的上极，沿两点之间轮廓化面神经垂直段。

  3. 切除迷路 依次磨除外半规管、后半规管，进而磨除深部的前半规管。暴露前半规管和外半规管壶腹，利用金刚钻磨除前庭后上方骨质，开放前庭。

  4. 轮廓化内耳道 利用金刚钻轮廓化内耳道，识别内耳道蓝线，完全暴露内耳道后壁、顶壁和底壁。整个术野外大里小，向上至颅中窝底，向下至二腹肌嵴、颈静脉球，向前至面神经迷路段，向后至乙状窦。180°轮廓化内耳道，仅保留一薄层骨壳避免损伤内耳道硬脑膜。

  5. 内耳道底处定位面神经 开放内耳道前先暴露并定位面神经迷路段，面神经迷路段通常在上壶腹神经前上方 2mm 处，顺着迷路段面神经追踪至内耳道底。

  6. 开放内耳道 利用显微剥离子去除内耳道表面的薄层骨质，最大限度暴露内耳道。暴露颅后窝、内耳道处硬脑膜，从内耳门至窦脑膜角切开颅后窝硬脑膜，然后围绕内耳门向上、向下弧形切开硬脑膜。在内耳道沿前庭上神经切开硬脑膜，开放内耳道。

  7. 显露定位内耳道神经 打开内耳道硬脑膜，首先看到上方的前庭上神经、下方的前庭下神经以及分隔两根神经的横嵴。前庭上神经的深面是垂直嵴，垂直嵴的深面是面神经，切断前庭上神经，识别内耳孔附近的面神经，定位面神经。前庭下神经的深面是蜗神经，切断前庭下神经可见位于其深面的蜗神经。

  8. 切断神经清除病变 在直视保护面神经的前提下切断前庭神经及肿瘤。

  9. 利用筋膜和肌肉封闭鼓窦入口、前庭腔，利用腹部脂肪填塞乳突腔

  10. 封闭切口，加压包扎

技巧与要点

- 经迷路径路一定要保留外耳道后壁、上壁完整。
- 确认外半规管与面神经水平段的关系、后半规管与面神经垂直段的关系，以便在不损伤面神经的前提下安全、彻底地切除半规管。
- 在颞骨发育不良时，为了后移乙状窦，可在乙状窦表面磨制 Bill 岛，避免损伤乙状窦。
- 磨除半规管时避免损伤面神经：磨除前半规管和外半规管壶腹时应明视面神经的鼓室段，前半规管壶腹与面神经迷路段接近。弓下动脉位于前半规管的中央，弓下动脉的出血可以用金刚钻磨除止血。前半规管前壁可以保留作为手术的标志。后半规管壶腹是内耳道下界的标志。
- 轮廓化内耳道过程中注意避免损伤上方的岩上窦、下方的颈静脉球、前方的面神经、后方的乙状窦。
- 前庭内侧壁即为内耳道底的外侧壁。前半规管壶腹和后半规管壶腹分别定位内耳道的上界和下界，上壶腹神经定位内耳道前界，下壶腹神经（单孔）定位内耳道后界。
- 暴露内耳道下壁时注意与颈静脉球之间有蜗水管，颈静脉球高位时应及早定位并预先处理颈静脉球。
- 开放内耳道前透过硬脑膜可以先看到内耳道底处分离前庭上、下神经的横嵴。横嵴上方为垂直嵴，垂直嵴的浅面是前庭上神经，垂直嵴的深面是面神经。
- 将面神经与肿瘤分离后再切除肿瘤将大大降低面神经损伤的风险。神经刀或神经剪切断前庭神经时刀刃应背离面神经，避免用弯钩牵拉、撕扯神经引起术后面瘫。

第二节　手术图解

SURGERY ILLUSTRATION

图 10-1　耳后切口

距耳郭后沟 3cm 行耳后 C 形切口，上方起自耳郭上缘 2cm，下至乳突尖下方 1cm。

注意事项

切口宜大，以便暴露深部结构。

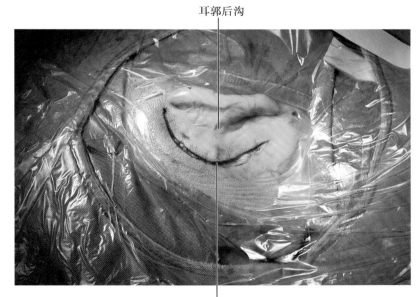

耳郭后沟

耳后弧形切口

颞肌　第二切口

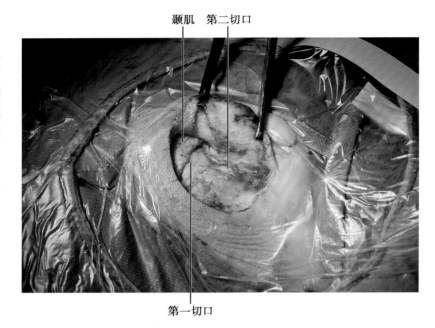

第一切口

图 10-2　骨膜切口

切开皮肤、皮下组织并向前分离至耳郭后沟，暴露乳突表面骨膜。沿颞线做第一切口，距外耳道后壁约 0.5cm 垂直于第一切口做第二切口，T 形切开乳突表面骨膜。

颞肌　骨膜瓣

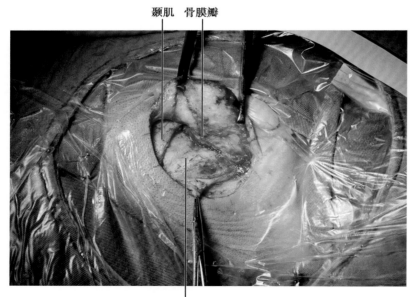

乳突骨皮质

图 10-3　暴露乳突骨皮质

利用骨膜剥离子沿骨面向前分离骨膜至外耳道后壁，向后分离骨膜暴露乳突表面骨皮质。

██ **注意事项**

后方的骨膜瓣用于封闭术腔填塞的脂肪。

图 10-4　放置牵开器

放置牵开器,分离周围软组织以暴露乳突骨质。

注意事项

需注意保留外耳道后壁皮肤的完整性。

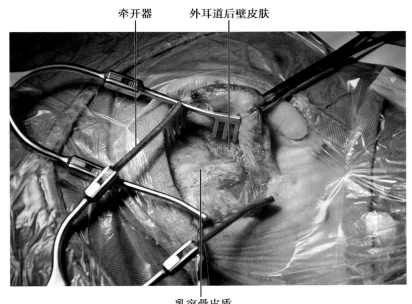

牵开器　外耳道后壁皮肤

乳突骨皮质

图 10-5　乳突轮廓化

在保留外耳道后壁的前提下,磨除乳突所有气房,完成完壁式乳突根治。暴露范围:上方至颅中窝底,下方至乳突尖,前方至外耳道后壁,后方至乙状窦后。轮廓化中颅底、乙状窦、窦脑膜角、乳突尖。

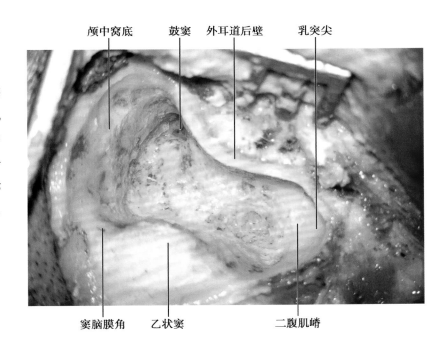

颅中窝底　鼓窦　外耳道后壁　乳突尖

窦脑膜角　乙状窦　二腹肌嵴

外半规管　　颈静脉球

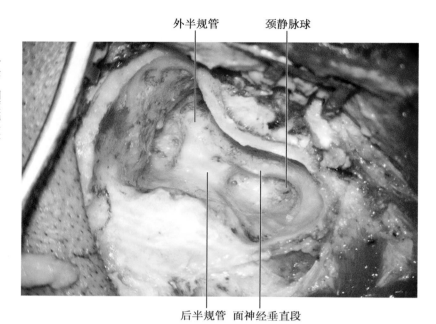

后半规管　面神经垂直段

图 10-6　轮廓化面神经垂直段

磨除迷路上、迷路下、面后气房、颈静脉球周围气房，轮廓化外半规管和后半规管。二腹肌嵴向前定位茎乳孔即面神经垂直段的下极，根据后半规管壶腹的前外侧2mm 定位面神经垂直段的上极，沿两点之间轮廓化面神经垂直段。

颅中窝　　外耳道后壁

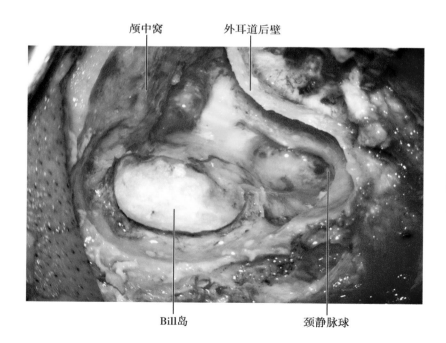

Bill岛　　　　　颈静脉球

图 10-7　磨制 Bill 岛

利用金刚钻在轮廓化的乙状窦表面磨制 Bill 岛，便于安全地后压乙状窦，扩大手术空间。

■ 注意事项

避免损伤乙状窦导致出血。

前半规管　外半规管

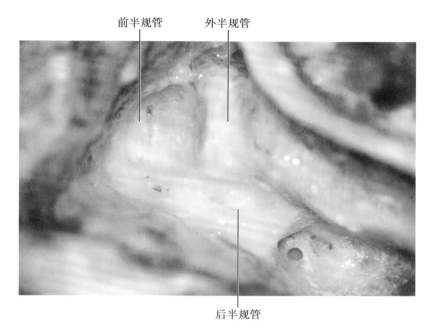

图 10-8 轮廓化半规管

利用金刚钻依次轮廓化外半规管、后半规管、前半规管至暴露蓝线。

后半规管

前半规管　外半规管

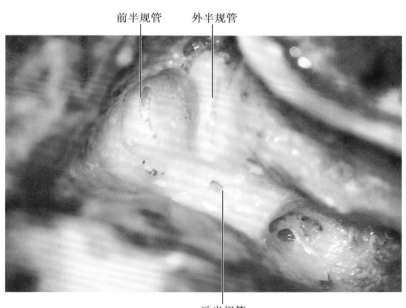

图 10-9 开放半规管

利用切削钻依次开放三个半规管。

后半规管

前庭

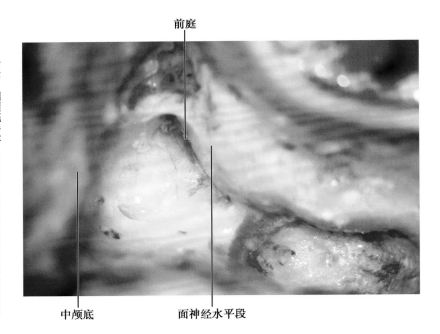

中颅底　　　　　面神经水平段

图 10-10　磨除半规管、开放前庭

依次磨除外半规管、后半规管，进而磨除深部的前半规管。暴露前半规管和外半规管壶腹，利用金刚钻磨除前庭后上方骨质，充分开放前庭。

颅中窝　　　颅后窝　　　外耳道后壁

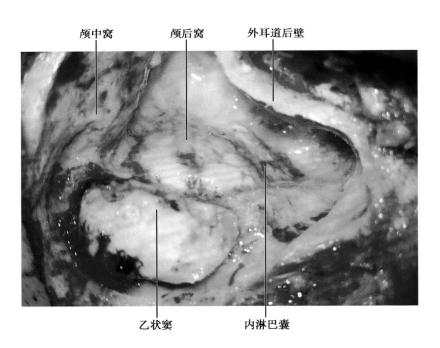

乙状窦　　　　　内淋巴囊

图 10-11　轮廓化颅后窝

利用金刚钻轮廓化颅后窝硬脑膜，仅保留硬脑膜表面一薄层骨壳。

图 10-12 去除颅后窝骨质

利用剥离子于颅后窝硬脑膜表面剥离骨质，暴露颅后窝硬脑膜。

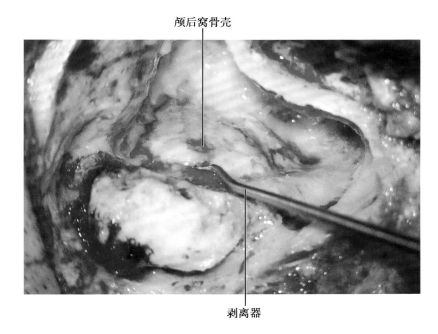

颅后窝骨壳

剥离器

图 10-13 暴露颅后窝脑膜

剥离颅后窝硬脑膜表面骨壳，暴露颅后窝硬脑膜，以便切开、暴露 CPA 肿瘤。

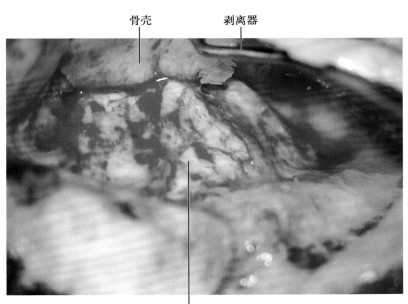

骨壳　　　剥离器

颅后窝硬脑膜

内耳道后壁

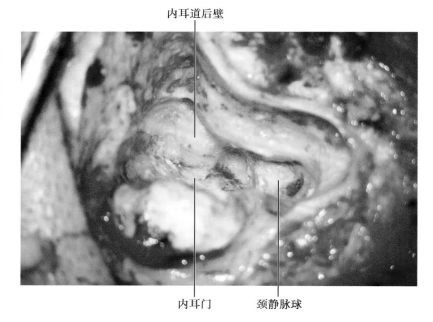

内耳门　　　颈静脉球

图 10-14　轮廓化内耳道

识别内耳道蓝线，完全暴露内耳道的后壁、顶壁和底壁。整个术野外大里小，向上至颅中窝底，向下至二腹肌嵴、颈静脉球，向前至面神经迷路段，向后至乙状窦。

内耳道后壁　　　蜗水管

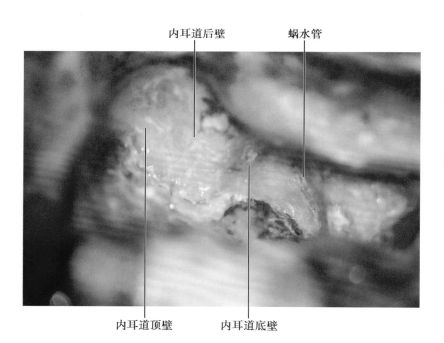

内耳道顶壁　　　内耳道底壁

图 10-15　轮廓化内耳道

使用金刚钻依次轮廓化内耳道的后壁、顶壁和底壁，180°轮廓化内耳道，仅保留一薄层骨壳避免损伤内耳道硬脑膜。

图 10-16 开放内耳道

利用剥离子打开内耳道表面骨壳，开放内耳道，暴露其内肿瘤和神经。

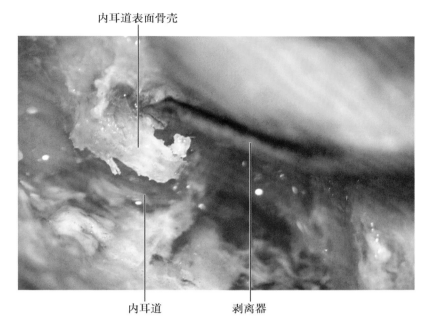

内耳道表面骨壳

内耳道　　　　剥离器

图 10-17 暴露内耳道肿瘤

打开骨壳后暴露内耳道内肿瘤和神经。

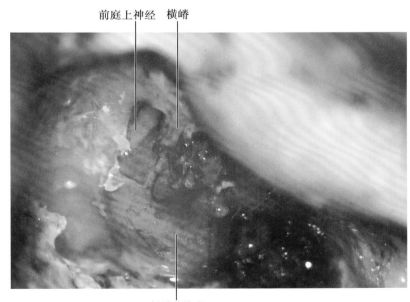

前庭上神经　横嵴

内耳道肿瘤

前庭上神经 横嵴

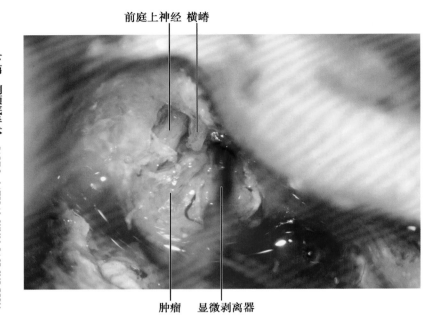

肿瘤 显微剥离器

图 10-18 分离内耳道肿瘤

定位面神经后利用显微剥离子分离肿瘤，切除内耳道内肿瘤。

面神经内耳道段

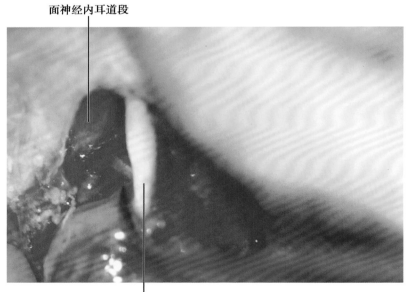

前庭上神经

图 10-19 暴露面神经

以 45°钩针牵拉前庭上神经，暴露深面的面神经内耳道段。

图 10-20　确认面神经

利用监测电极刺激面神经予以确认。

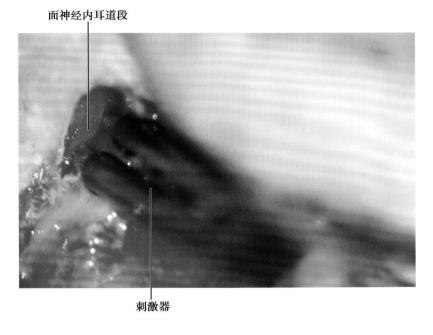

面神经内耳道段

刺激器

图 10-21　剪断前庭上神经

利用显微剪剪断前庭上神经，与肿瘤一并切除。

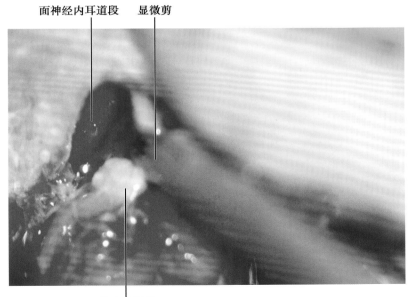

面神经内耳道段　显微剪

前庭上神经

颅后窝硬脑膜　　内耳道

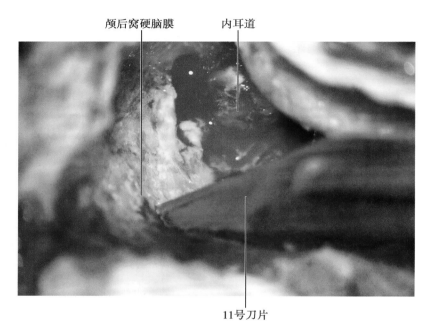

11号刀片

图 10-22　切开颅后窝脑膜

利用 11 号刀片切开颅后窝硬脑膜。

▎**注意事项**

注意避免切得过深，伤及小脑。

面神经垂直段

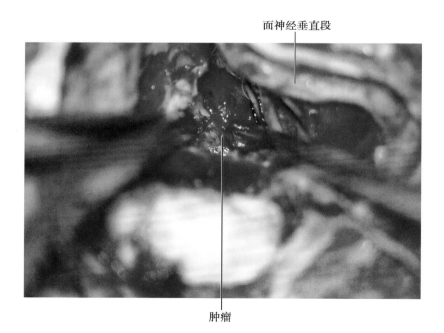

肿瘤

图 10-23　切除 CPA 肿瘤

切开颅后窝硬脑膜后广泛地暴露 CPA 病变，分离并切除脑桥小脑三角区肿瘤。

图 10-24　分离肿瘤

分离脑桥小脑三角区肿瘤。

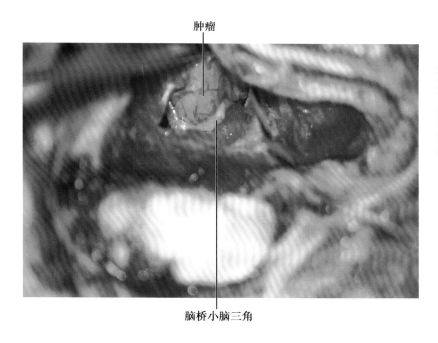

肿瘤

脑桥小脑三角

图 10-25　切除肿瘤

切除脑桥小脑三角区肿瘤。

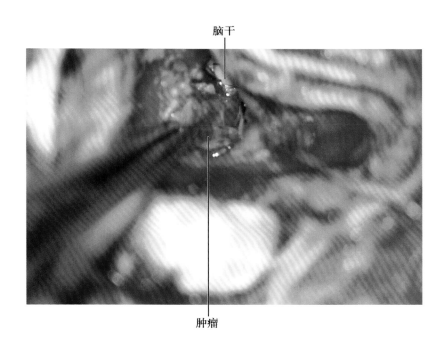

脑干

肿瘤

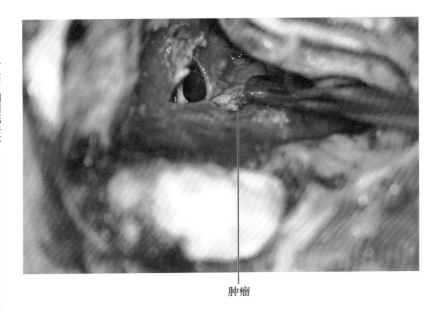

肿瘤

图 10-26　切除肿瘤

分块切除脑桥小脑三角区肿瘤。

面神经颅内段

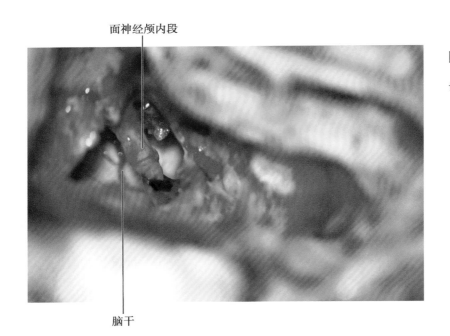

脑干

图 10-27　保留面神经

切除肿瘤后保留面神经完整。

图 10-28 填塞脂肪

切取腹部脂肪，剪成细条状填塞
硬脑膜缺损。

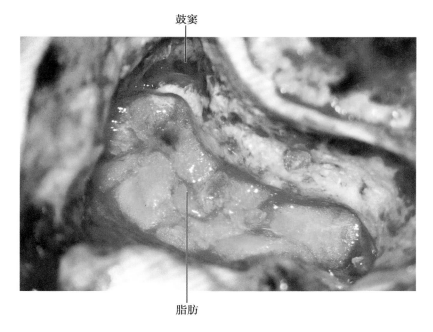

脂肪

肌肉

图 10-29 封闭鼓窦

切取肌肉填塞、封闭鼓窦以免脑
脊液漏。

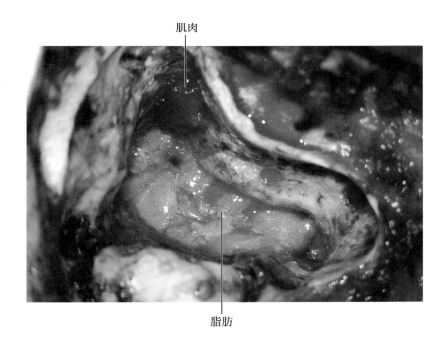

脂肪

骨蜡

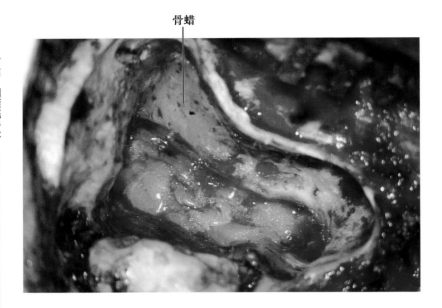

图 10-30　加固封闭鼓窦

再以骨蜡加固封闭鼓窦。

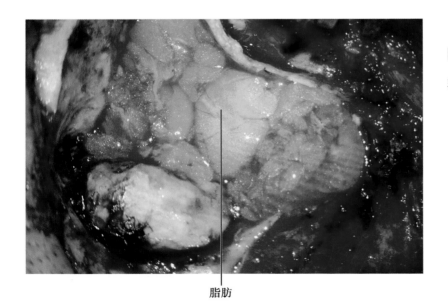

脂肪

图 10-31　填塞脂肪

乳突腔内继续填塞脂肪。

图 10-32　骨膜瓣封闭术腔

乳突腔内填满脂肪后，复位耳后
骨膜瓣，将其与颞肌缝合，封闭
乳突腔内脂肪。

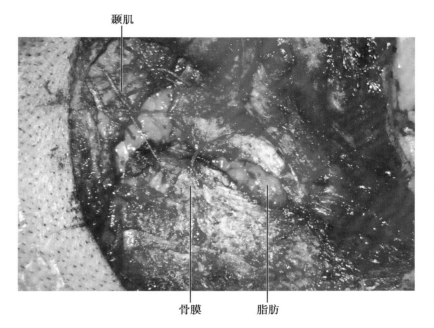

颞肌

骨膜　脂肪

<table>
<tr><td>第十一章</td><td>经耳囊径路
CHAPTER 11 TRANSOTIC APPROACH</td></tr>
</table>

<table>
<tr><td>第一节</td><td>概述
OVERVIEW</td></tr>
</table>

  通过切除颞骨气房，暴露上至颅中窝、下至颈静脉球、前至颈内动脉、后至乙状窦后脑膜的颞骨内侧壁，切除耳囊（包括迷路和耳蜗），轮廓化内耳道，完全暴露颅后窝硬脑膜以便进入脑桥小脑三角处理该区域的病变。经耳囊径路是在完成岩骨次全切除术的基础上进一步暴露颞骨深部的解剖结构，本章从完成切除耳囊的岩骨次全切除后开始实施操作。

● **适应证**

  1. 切除无实用听力且直径小于 3cm 的听神经瘤。

  2. 切除侵犯内耳道或脑桥小脑三角的胆脂瘤。

● **手术步骤**

  1. 完成切除耳囊的岩骨次全切除术 颞区 - 耳后皮肤切口、封闭外耳道、乳突轮廓化、填塞咽鼓管、轮廓化面神经（保留面神经于原位）、切除颞骨鼓部部分（暴露颞骨迷路下部）等步骤详见第九章。切除耳囊（包括迷路和耳蜗）：轮廓化三个半规管；磨除三个半规管；开放前庭，显露内耳道底；开放耳蜗，磨除耳蜗。

  2. 轮廓化内耳道 磨除耳蜗增加了内耳道前方的空间、充分暴露颅后窝硬脑膜增加了内耳道后方的空间、轮廓化颅中窝增加了内耳道上方的空间、下压颈静脉球增加了内耳道下方的空间，从内耳道底至内耳门轮廓化内耳道：先轮廓化内耳道后壁，显露内耳道蓝线后，向上、向下磨除骨质暴露内耳道的顶壁和底壁，磨除内耳道前壁达到 360° 暴露内耳道的目的。

  3. 定位内耳道底 轮廓化颅中窝，暴露位于颅中窝、颅后窝交界的岩上窦，避免损伤岩上窦引起大出血。追踪面神经水平段定位膝神经节，由膝神经节向后、向内侧暴露并磨出面神经迷路段，面神经迷路段与面神经水平段基本在一个平面（面神经水平段和膝神经节的深面就是面神经迷路段）。磨除半规管即可进入前庭，镫骨足板代表前庭外侧壁，其内侧即为前庭，对应的前庭内侧壁即为内耳道底的外侧壁。

  4. 暴露内耳道底横嵴 在内耳道底，由于横嵴和垂直嵴的存在，使位于内耳道内的前庭上神经、前庭下神经、面神经和蜗神经位置恒定、易于辨认。在内耳道中部，四根神经的位置关系会发生变化并且会出现融合。在内耳门，四根神经经过旋转和融合变为面神经、蜗神经和前庭神经三根神经。经耳囊径路打开内耳道底首先暴露横嵴，横嵴的方向为从内向外，垂直嵴的方向为从上向下（位于横嵴的上方），垂直嵴的外侧为前庭上神经、内侧为面神经。

  5. 显露内耳道内神经 开放内耳道后首先看到位于上方的前庭上神经和位于下方的前庭下神经。将前庭上神经拨开，可看见位于前庭上神经深面的垂直嵴，垂直嵴的深面为面神经内耳道段（前庭上神经和面神经之间在内耳道底有垂直嵴相隔）。面神经、蜗神经、前庭上神经和前庭下神经分别位于内耳道底的前上、前下、后上和后下。

6．切断前庭上神经 切断前庭上神经才能看清其深面的面神经内耳道段。临床中听神经瘤多来自前庭神经，在内耳道底处将肿瘤与面神经分开可最大限度避免损伤面神经。

7．定位内耳道面神经 定位垂直嵴，在垂直嵴的深面是面神经。定位面神经后在直视下将面神经与肿瘤完全分离，以便于彻底切除肿瘤并最大限度保护面神经。

8．腹部脂肪填塞术腔、封闭硬脑膜缺损 将腹壁脂肪剪成细长条状，一半填入脑桥小脑三角、一半置于硬脑膜外术腔，待术后颅压增高时脑组织向外压迫脂肪，而乳突腔已被脂肪紧密填充，达到封闭硬脑膜缺损的目的。加之此前已封闭外耳道和咽鼓管，可大大降低术后脑脊液漏的发生率。

9．颞肌瓣加固封闭 将颞肌从上方转位覆盖下方填塞的术腔脂肪，缝合固定。

10．关闭切口、加压包扎

▌ 技巧与要点

- 经耳囊径路的特点是磨除耳蜗后能够暴露内耳道前壁直至暴露颈内动脉垂直段即暴露了内耳道前壁与前方颈内动脉之间的空间，通过磨除内耳道前壁骨质可打开内耳道前壁，从前方进入内耳道直达面神经内耳道段，最大限度暴露内耳道和脑桥小脑三角，而经迷路径路只能暴露内耳道的后壁、顶壁和底壁。另外，经耳囊径路可以将面神经垂直段前方和后方的颈静脉球均充分暴露，便于将颈静脉球推向下方，而经迷路径路只能暴露面神经垂直段后方的颈静脉球，将颈静脉球压向下方较为困难、且易出血。因此，在颈静脉球高位时经耳囊径路较经迷路径路有一定的优越性，可暴露内耳道和颈静脉球之间的空间以便充分暴露肿瘤下极。简而言之，经耳囊径路充分利用了从前方颈内动脉到后方乙状窦、从下方颈静脉球到上方内耳道的颞骨迷路下的广阔空间。

- 内耳道的方向为从前向后（视野中从上向下），并不在同一水平面，越靠后方越向内侧，内耳道底处最浅，内耳门处最深。轮廓化内耳道时注意其走行方向，待内耳道全部轮廓化后再去除其表面的薄层骨壳，开放内耳道，暴露内耳道内的硬脑膜。充分暴露内耳道硬脑膜可保证内耳道内结构的完整，避免局部开放内耳道而增大损伤内耳道内神经的风险。

- 轮廓化颅中窝底、面神经水平段、去除迷路上气房和管上气房即磨除内耳道前上方的骨质，原则为外大里小、逐个层面地推进才可能暴露面神经迷路段。面神经迷路段与上方颅中窝底的间隙相对较大，通过解剖面神经迷路段，追踪找到内耳道，在直视面神经的前提下切除肿瘤，利于切除肿瘤的同时保留面神经。

- 听神经瘤常来自前庭神经，经耳囊径路可以先暴露前庭神经，便于切除前庭神经来源的听神经瘤。

前半规管　　外半规管　　镫骨　　　颈内动脉垂直段

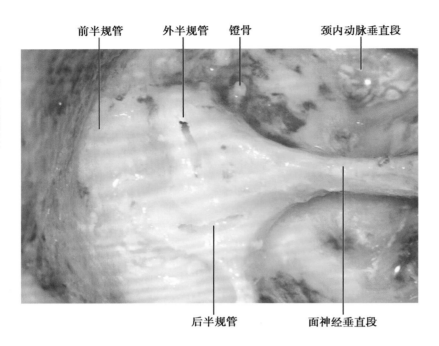

后半规管　　　面神经垂直段

图 11-1　开放半规管

在轮廓化三个半规管的基础上，沿半规管的走行方向先磨出蓝线，再依次磨除外半规管、后半规管，进而磨除深部的前半规管。暴露后半规管和外半规管壶腹。

■ **注意事项**

磨除前半规管时避免损伤中颅底脑膜，磨除外半规管和后半规管时避免损伤面神经。

前半规管　　前庭　　镫骨

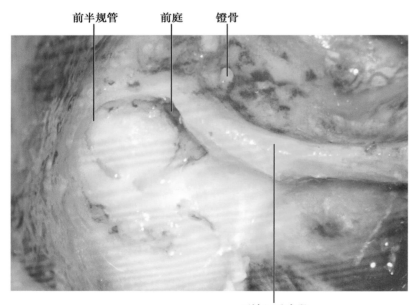

面神经垂直段

图 11-2　开放前庭

切除三个半规管后利用金刚钻磨除前庭后上方骨质，开放前庭。

■ **注意事项**

磨除外半规管时尽可能磨薄面神经骨管以免妨碍暴露前庭（轮廓化而不是暴露面神经）。

图 11-3 切除后耳囊（迷路）

磨除前庭，轮廓化内耳道上壁、后壁、下壁及颅后窝硬脑膜。

■ 注意事项

内耳道走向：内耳道底较浅，内耳门较深，需广泛磨除后颅底及中颅底骨质。

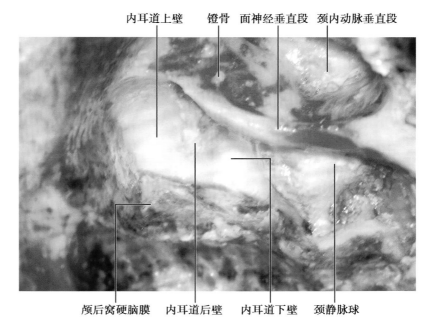

内耳道上壁　镫骨　面神经垂直段　颈内动脉垂直段

颅后窝硬脑膜　内耳道后壁　内耳道下壁　颈静脉球

图 11-4 开放内耳道

180°轮廓化内耳道后，利用剥离子将内耳道后壁骨壳剥除，开放内耳道。

■ 注意事项

开放内耳道时需同时去除后壁、上壁、下壁骨质，充分显露内耳道内容物。

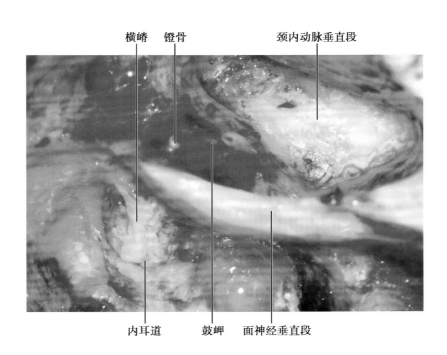

横嵴　镫骨　颈内动脉垂直段

内耳道　鼓岬　面神经垂直段

镫骨　耳蜗底转　　颈内动脉垂直段

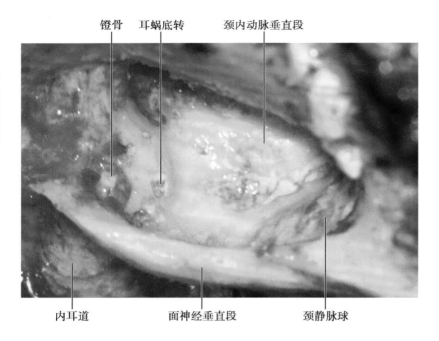

内耳道　　面神经垂直段　　颈静脉球

图 11-5　开放耳蜗

利用金刚钻从耳蜗底转开始磨除耳蜗。

■ **注意事项**

磨除耳蜗空间有限：前方注意颈内动脉、上方及后方注意面神经。

内耳道前壁　颈内动脉垂直段

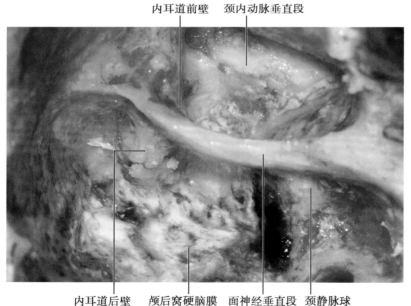

内耳道后壁　颅后窝硬脑膜　面神经垂直段　颈静脉球

图 11-6　磨除耳蜗

完全磨除耳蜗，摘除镫骨，显露内耳道前壁。

■ **注意事项**

经耳囊径路的特点就是可以全方位显露内耳道。

图 11-7 分离肿瘤

切开内耳道表面硬脑膜，暴露肿瘤。左手持显微剥离子，右手持吸引器分离内耳道内肿瘤。

注意事项

在内耳道底确认面神经后安全地分离并切除肿瘤。

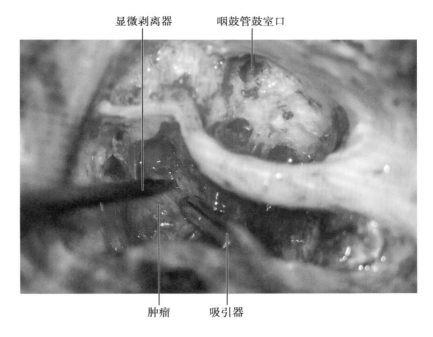

显微剥离器　　咽鼓管鼓室口

肿瘤　　吸引器

图 11-8 定位面神经

定位内耳道段面神经，并且沿面神经表面分离肿瘤。

注意事项

在内耳道内面神经一般位于肿瘤的前上方或前方，在确保面神经完整性的前提下分块切除肿瘤。

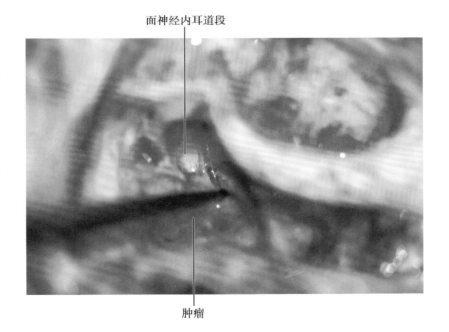

面神经内耳道段

肿瘤

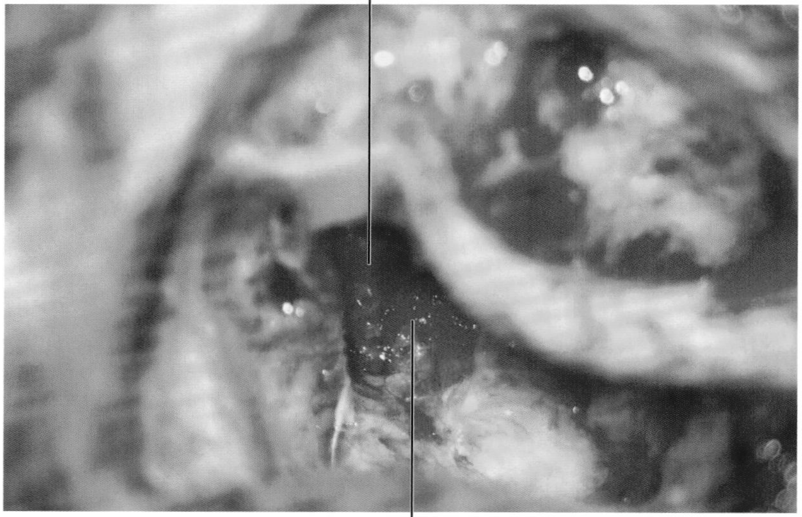

面神经内耳道段

可吸收止血纱布

图 11-9 填塞可吸收止血纱布

肿瘤切除后，内耳道内填塞可吸收止血纱布止血，避免强力吸引。

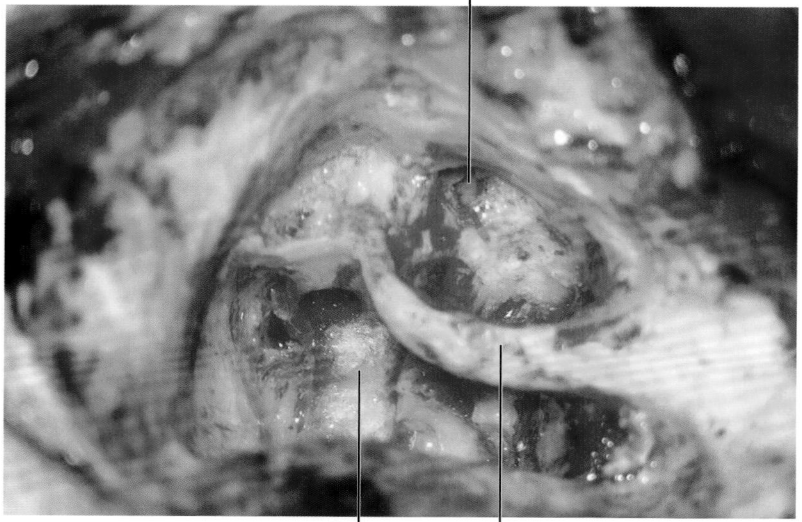

咽鼓管鼓室口

明胶海绵　　面神经垂直段

图 11-10 填塞明胶海绵

内耳道内填塞少许明胶海绵避免术腔渗血进入颅内。

图 11-11　术腔填塞脂肪

利用骨蜡封闭咽鼓管鼓室口，切取腹部脂肪剪成细条状填塞内耳道及术腔。

■ 注意事项

脂肪条一半放置在颅内、一半在颅外，预防脑脊液漏。术腔内应尽可能填塞更多脂肪。

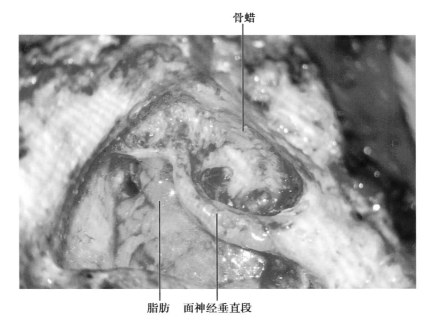

骨蜡

脂肪　面神经垂直段

图 11-12　缝合骨膜

将耳后骨膜瓣向前与皮下组织缝合、向上与颞肌缝合，加固封闭术腔脂肪。

■ 注意事项

加压固定术腔脂肪、降低脑脊液漏风险。

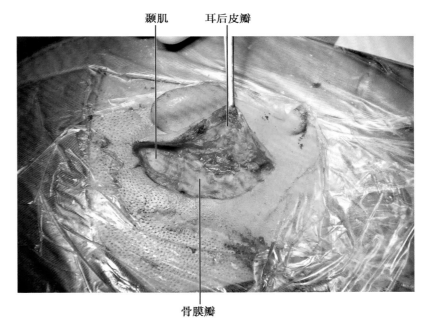

颞肌　　耳后皮瓣

骨膜瓣

第十二章 经颞迷路上径路

CHAPTER 12 TRANSTEMPORAL SUPRALABYRINTHINE APPROACH

第一节 概述

OVERVIEW

经颞迷路上径路是颅中窝径路的改良型。与颅中窝径路类似之处是通过颞骨鳞部颅骨开窗到达颅中窝底、磨除内耳道顶壁、开放内耳道、处理内耳道的病变。与颅中窝径路不同之处是颞骨鳞部骨窗较小、颅中窝硬脑膜抬起较少、颅底骨质磨除更多。该径路不进入中耳,保留了中耳和内耳的结构,可以保留听力。

● **适应证**

主要适合于切除局限于内耳道的小听神经瘤、膝神经节的面神经减压,修补颅中窝骨质缺损引起的脑脊液漏。

● **手术步骤**

1.做耳前颞部皮肤切口 在耳轮脚前方,切口起自颧弓根下缘,向上垂直到达耳轮上极处,切口从此处开始斜行向前延伸至颞区,长约7cm。

2.切制颞肌瓣 分离皮下组织,暴露颞肌筋膜及其浅面颞浅动、静脉,予以结扎切断。分离皮下组织,插入牵开器,尽可能广泛地暴露颞肌和颞肌筋膜。从颧弓根处向上、略微斜行向前切开颞肌,切制约2cm宽、5cm长的矩形颞肌瓣,肌瓣基底位于颧弓根前方(在颞肌瓣前后两侧再做两个水平切口,形成另外四个小肌瓣,便于术毕时修复缝合)。利用乳突剥离子向下掀翻切制的颞肌瓣至颧弓根,暴露颞骨鳞部和颧弓根。

3.颞骨鳞部颅骨开窗 在颞骨鳞部垂直于颧弓磨制宽2cm、长3cm的矩形骨窗(2/3在外耳道前,1/3在外耳道后),骨窗上缘不要越过顶颞缝。使用脑膜剥离子贴着骨瓣深面将骨瓣与硬脑膜分离,掀起并分离骨瓣,避免掀起骨瓣时撕裂硬脑膜。去除骨瓣暴露硬脑膜,显露脑膜中动脉。利用切削钻在骨窗下缘向颧弓方向磨除骨质到达颅中窝底。向前、向后再分别磨除1cm颅中窝底骨质,并用金刚钻磨平骨缘。

4.轻度上抬颅中窝硬脑膜 利用脑膜剥离子沿骨窗四周将硬脑膜与骨窗边缘分离,金刚钻将骨窗边缘修整光滑。使用Fisch显微剥离子从骨窗下缘将颅中窝底硬脑膜分离,上抬硬脑膜。骨窗下缘即为颧弓水平,通过磨除迷路上骨质可以暴露2/3的术野,上抬颅中窝硬脑膜暴露另外1/3的术野,硬脑膜最大可抬高1.5cm。

5.放置颅中窝牵开器 利用颅中窝牵开器放置脑压板,轻微上抬颅中窝硬脑膜,暴露颅中窝底骨质。

6.定位颅中窝底重要结构 向前分离暴露岩浅大神经,其前外侧即为脑膜中动脉。弓状隆起深面对应前半规管。弓状隆起内侧平坦区域(弓状隆起、岩上沟和面神经裂之间的骨面)即内耳道平面,其深面对应内耳道。

7. 轮廓化前半规管 磨除从鼓室盖至前半规管之间的骨质、磨除弓状隆起，显露前半规管。轮廓化前半规管，定位前半规管蓝线。沿前半规管蓝线定位前方前半规管壶腹。暴露内耳道平面。

8. 轮廓化内耳道 以前半规管定位的 60° 角扇形范围内紧贴前半规管蓝线磨除内耳道顶壁骨质。磨除内耳道顶壁时注意避免损伤前方的耳蜗。磨除内耳道顶壁，显露内耳道内硬脑膜。

9. 暴露内耳道内结构 使用 11 号刀片紧贴内耳道顶壁后缘切开硬脑膜，打开内耳道顶壁、显露内耳道内神经：面神经位于前上方，前庭上神经位于后上方，蜗神经位于面神经下方，前庭下神经位于前庭上神经的下方，拨开面神经和前庭上神经才能显露蜗神经和前庭下神经。

10. 切除内耳道肿物 在保护面神经、蜗神经的前提下切除肿物。

11. 封闭内耳道顶壁 利用游离颞肌瓣覆盖、封闭内耳道顶壁，避免脑脊液漏。

12. 重建鼓室盖 利用颅骨碎片覆盖鼓室盖缺损，重建颅中窝底，防止硬脑膜脱垂触碰听小骨导致传导性听力损失。

13. 悬吊硬脑膜 颞肌瓣填塞迷路上空腔。将颅中窝硬脑膜悬吊缝合于周围的颞肌预防硬脑膜下血肿。

14. 颞骨鳞部开窗骨瓣复位 将骨瓣重置于颅骨开窗处。

15. 缝合颞肌 将剩余的颞肌缝合加固。

16. 关闭切口，加压包扎

技巧与要点

- 切口尽量贴近耳轮脚，既避免损伤前方的面神经额支又可使术后瘢痕较隐蔽。
- 切制颞肌瓣既便于充分暴露其深部的颞骨鳞部也便于术毕时转移该颞肌瓣消灭遗留术腔，如果不制作颞肌瓣，并不影响术野暴露，但术后无法利用颞肌修复颅底缺损。
- 充分暴露颞骨鳞部和颧弓根以便确定颅骨开窗位置。
- 因手术进入颅中窝以暴露前方为主，故骨窗 2/3 位于外耳道前方。颞骨开窗时先用切削钻磨制骨窗边缘，待透过骨质可见硬脑膜时改用金刚钻以免损伤硬脑膜。
- 脑膜中动脉的分支常从前向后横跨术野，分离骨瓣时避免损伤此血管导致出血。
- 扩大骨窗下缘意在为广泛暴露颅中窝底提供足够术野，最终形成一个 T 型骨窗。
- 提前分离骨窗边缘硬脑膜可避免上抬硬脑膜时撕裂硬脑膜，同时便于放置颅中窝牵开器。
- 经颞迷路上径路的特点是充分磨除迷路上方骨质，稍微抬高颅中窝硬脑膜（无需通过过分的抬高颞叶）即可创造出足够的到达内耳道的空间，以最大可能减少对颞叶的影响，而颅中窝径路需较多上抬颅中窝硬脑膜和颞叶才可能创造出到达内耳道的空间。
- 颅中窝牵开器主要用于抬高颅中窝底硬脑膜，将牵开器固定于颅骨开窗的前后边缘，脑压板沿着颅中窝底的缝隙边缘调整。
- 经颞迷路上径路不过分强调以岩浅大神经为标志，以免过于接近棘孔误伤脑膜中动脉引起难以控制的出血。而颅中窝径路强调先找到脑膜中动脉，顺其内侧找到岩浅大神经，追踪至膝神经节，定位内耳道。
- 弓状隆起和内耳道平面是辨认前半规管蓝线和内耳道的重要解剖标志，但弓状隆起和前半规管不一定是同一方向，可以是相互交叉。
- 颅中窝牵开器的脑压板尖最后定位于内耳道平面的后边缘，脑压板与岩上窦沟垂直。

- 以前半规管壶腹为中心、以壶腹和蓝线成 60° 角向后延伸，定位内耳道。
- 磨除内耳道顶壁骨质时越靠近内侧（中线）磨除的范围越大、位置越深，越靠近外侧磨除的范围越小、位置越浅，这样既避免损伤前方的耳蜗，又避免损伤后方的前半规管。
- 定位内耳道困难时可以磨除鼓室盖暴露锤砧关节，根据锤砧关节定位内耳道。术后需重建鼓室盖，避免脑膜脱垂导致传导性听力损失。
- 贴着内耳道顶壁后缘切开硬脑膜，可避免损伤位于内耳道前上方的面神经。
- 探查内耳道底可见面神经在内耳孔处最细，从内耳孔向内走行为面神经内耳道段，向外走行为面神经迷路段。垂直嵴在内耳道底分隔前上方的面神经和后上方的前庭上神经。

▎特定器械

长双关节牵开器、颅中窝牵开器、脑压板、乳突剥离子、脑膜剥离子、Fisch 显微剥离子。

第二节 手术图解
SURGERY ILLUSTRATION

耳轮脚

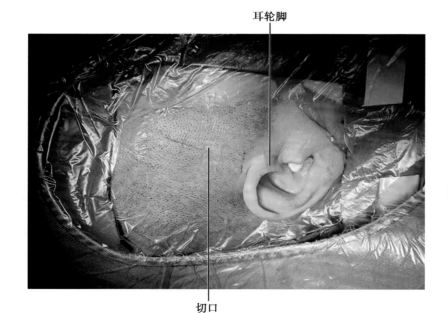

切口

图 12-1 耳前颞部切口

在耳轮脚前方，切口起自颧弓根下缘，向上垂直到达耳轮上极处，切口从此处开始斜形向前，向颞区延伸，长约 7cm。

▎注意事项

切口种类众多，只要方便暴露深部结构即可。

图 12-2 暴露颞肌

切开皮肤、皮下组织，放置牵开器、暴露颞肌。

注意事项

切口不宜太深，避免伤及颞肌导致出血。

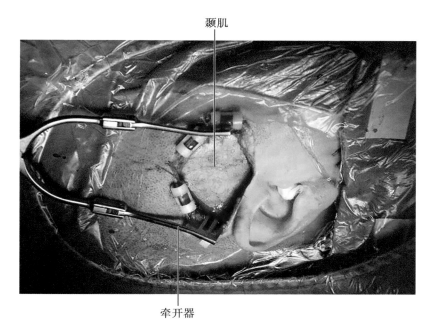

颞肌

牵开器

图 12-3 切制颞肌瓣

从颧弓根处向上，略微斜形向前切开颞肌，切制约 2cm 宽、5cm 长的矩形颞肌瓣，肌瓣的基底位于颧弓根的前方。

注意事项

是否制作颞肌瓣及如何制作颞肌瓣因人而异，此处介绍的是 Fisch 方法。

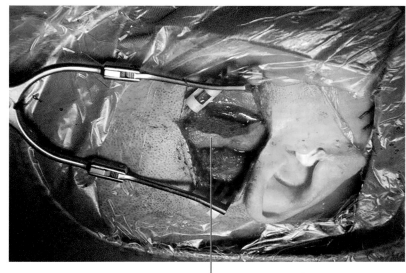

颞肌瓣

颞肌瓣

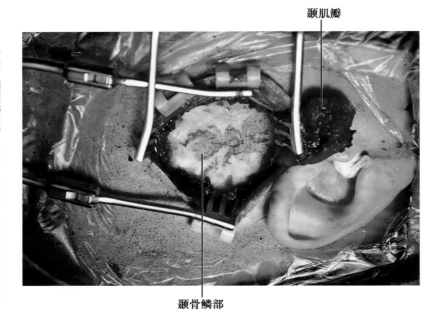

颞骨鳞部

图 12-4 暴露颞骨鳞部

利用骨膜剥离子向下掀翻切制的颞肌瓣至颧弓根，广泛暴露颞骨鳞部。

注意事项

向下分离一定要达到颧弓水平，以免影响暴露深部结构。

颧弓

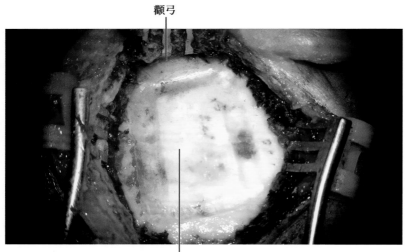

颞骨鳞部骨窗

图 12-5 磨制骨窗

在颞骨鳞部垂直于颧弓，利用 5mm 切割钻磨制宽 2cm、长 3cm 的矩形骨窗，外耳道前占 2/3，外耳道后占 1/3，骨窗上缘不要越过顶颞缝。

注意事项

骨窗大小因人而异，Fisch 认为不需要磨制大骨窗。

图 12-6 暴露硬脑膜

切割钻磨制骨窗至透过骨质可见硬脑膜时改用 4mm 金刚钻，继续磨除骨质，暴露硬脑膜。

注意事项

需要磨透骨质，但要避免损伤脑膜导致脑脊液漏。

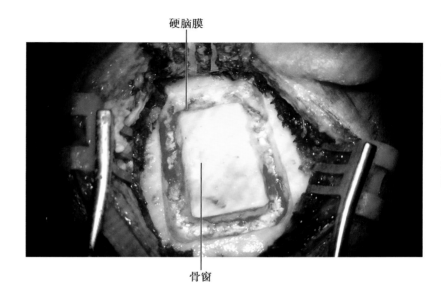

硬脑膜

骨窗

图 12-7 分离骨瓣

利用剥离子贴着骨瓣深面将骨瓣与硬脑膜分离，暴露深面的硬脑膜。

注意事项

分离骨瓣时注意避免损伤行经此处的脑膜中动脉。

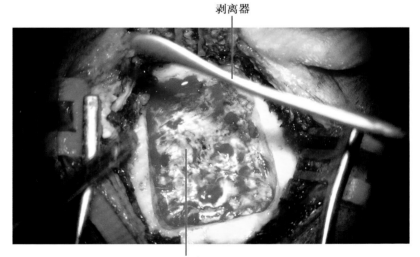

剥离器

硬脑膜

颧弓　颅中窝底

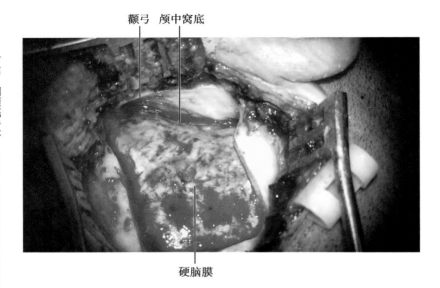

硬脑膜

图 12-8　扩大骨窗下缘

利用 5mm 切割钻在骨窗下缘，向颧弓方向磨除骨质到达颅中窝底。再分别向前、向后磨除 1cm 颅中窝底骨质，并用金刚钻磨齐骨缘。

▍注意事项

暴露中颅底主要与骨窗下缘有关，适当扩大骨窗下缘即可。

内耳道平面　弓状隆起

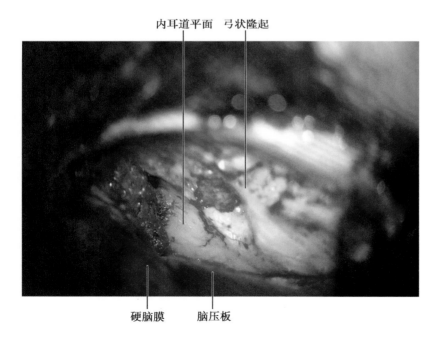

硬脑膜　脑压板

图 12-9　上抬颅中窝硬脑膜

使用脑膜剥离子从骨窗下缘将颅中窝底硬脑膜分离、上抬硬脑膜。利用颅中窝牵开器放置脑压板，上抬颅中窝硬脑膜，暴露颅中窝底的骨质，定位弓状隆起和内耳道平面。

▍注意事项

弓状隆起深面对应前半规管，弓状隆起内侧平坦区域即内耳道平面，其深面对应内耳道。

图 12-10　开放内耳道

磨除内耳道顶壁，打开内耳道，暴露内耳道内神经：面神经位于前上方，前庭上神经位于后上方，蜗神经位于面神经下方，前庭下神经位于前庭上神经的下方。

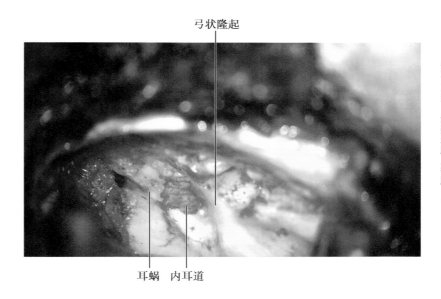

弓状隆起

耳蜗　内耳道

图 12-11　复位并固定硬脑膜

切除内耳道病变后在内耳道顶壁填塞颞肌、封闭内耳道。撤除脑压板，复位硬脑膜，并在硬脑膜表面缝合两针，将其悬吊于颞肌，防止硬脑膜下血肿。

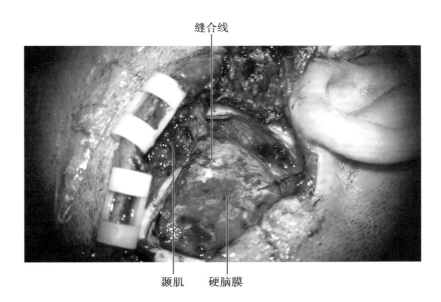

缝合线

颞肌　硬脑膜

颞肌瓣

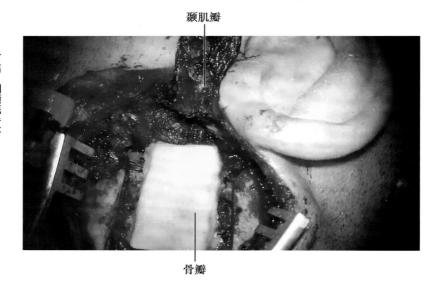

骨瓣

图 12-12　复位骨瓣

将取下的颞骨骨瓣复回原位、修复颅骨缺损。

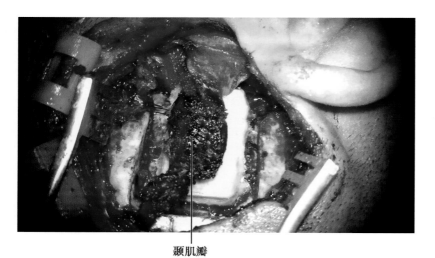

颞肌瓣

图 12-13　复位颞肌瓣

将翻向下方的颞肌瓣复回原位，与周围颞肌缝合、加固骨瓣。

缝合切口，术闭。

第十三章 乙状窦后径路

CHAPTER 13　RETROSIGMOID APPROACH

第一节　概述

OVERVIEW

通过在乙状窦后方、横窦下方磨制骨窗、切开颅后窝硬脑膜进入脑桥小脑三角，处理此区域的病变。

- **适应证**

1. 常用于切除脑桥小脑三角肿瘤（可能保留听力）如听神经瘤、脑膜瘤、表皮样囊肿等。
2. 可用于脑桥小脑三角区的脑神经血管减压术或脑神经切断术。

- **手术步骤**

1. 做耳后大 C 形切口　起自耳郭耳轮上极 3cm，向后下距离耳郭后沟 6cm，转向前下止于乳突尖表面。

2. 切制肌骨膜瓣　向前分离皮瓣，上至耳轮上、下至乳突尖、前至耳郭后沟。沿乳突后缘将胸锁乳突肌附着处切开。向后下分离肌骨膜瓣，暴露乳突后方骨质。

3. 颅骨开窗　骨窗上界是横窦下缘，前界是乙状窦后缘，磨制 3cm × 3cm 骨窗，暴露颅后窝硬脑膜。

4. 切开颅后窝硬脑膜　在乙状窦后、横窦下做十字形切口切开硬脑膜，前界距离乙状窦后界 2mm，上界距离横窦下界 2mm，尽可能靠近乙状窦和横窦。将切开的 4 个硬脑膜瓣分别向前、上、后、下四个方向悬吊，与周围的软组织缝合，形成脑膜窗口。利用脑压板向后轻压小脑，暴露岩骨后缘，进入脑桥小脑三角。

5. 分离岩骨和硬脑膜　利用 11 号刀片紧贴岩骨背面以内耳门为中心、半径 1cm 半环形切开内耳门下缘、后缘、上缘硬脑膜。利用 Fisch 显微剥离子贴着岩骨后缘骨面分离硬脑膜至内耳门，暴露内耳门后缘、上缘和下缘。

6. 磨除部分内耳道壁　利用细长手柄金刚钻沿内耳道走行方向从内向外磨除内耳道后壁骨质。暴露蓝线后分别向上、向下延伸磨除内耳道顶壁和底壁骨质。最大限度磨除内耳道周围骨质，显露内耳道最大截面。

7. 开放内耳道　开放内耳道后，沿内耳道长轴正中切开内耳道后方的硬脑膜，将硬脑膜上下分开，以暴露内耳道内容物。前庭上神经、前庭下神经、面神经和蜗神经 4 根神经在内耳道中的位置关系会发生变化：在内耳门处前庭神经为一束，尚未分成前庭上、下神经。在内耳道底位置恒定，上方首先暴露前庭上神经，前庭上神经深面为面神经。下方首先暴露前庭下神经，前庭下神经深面为蜗神经。其间逐渐分化，越靠内耳道底，4 根神经越易于区分。

8. 切除肿瘤　在最大限度保护面神经和蜗神经的前提下切除来自前庭神经的肿瘤。

9. 封闭内耳道缺损　利用肌肉封闭缺损。

10. 缝合硬脑膜　严密缝合。如有缺损可以同时缝合游离肌肉封闭缺损。

11. 复位肌骨膜瓣　利用磨制骨窗时预留骨渣和骨粉覆盖在硬脑膜表面，复位肌骨膜瓣加固缝合。

12. 关闭切口，加压包扎

技巧与要点

- 在切开硬脑膜之前完成所有磨骨工作，避免骨粉播散到蛛网膜表面引起术后头痛。

- 硬脑膜切口可采用各种形状，只要便于暴露、便于缝合即可。尽可能靠近乙状窦和横窦切开硬脑膜以便充分暴露术野，但要避免损伤乙状窦和横窦导致出血。

- 此径路的特点是小脑紧贴岩骨后缘、无明显手术操作空间，只有通过向后轻压小脑才能创造空间暴露内耳门和脑桥小脑三角。

- 分离岩骨硬脑膜使面神经、听神经被包裹在以内耳门为中心的硬脑膜内侧，避免磨除内耳道周围骨质时误伤神经。

- 磨除内耳道后壁时只能磨除靠近内侧的 2/3，约在内耳道外侧 1/3 处会遇到后半规管，为避免损伤后半规管，无法暴露内耳道底。磨除内耳道顶壁时避免误入内耳道损伤位于内耳道上部的面神经。

- 听神经瘤多来自前庭神经，定位位于内耳道后上方的前庭上神经、后下方的前庭下神经，便于切除肿瘤、保留神经。也可用于治疗眩晕的前庭神经切断术。

- 在内耳道底处神经之间的位置关系恒定、更易定位神经以达到既切除肿瘤又最大限度保护面神经和蜗神经的目的。

第二节	手术图解
	SURGERY ILLUSTRATION

耳郭

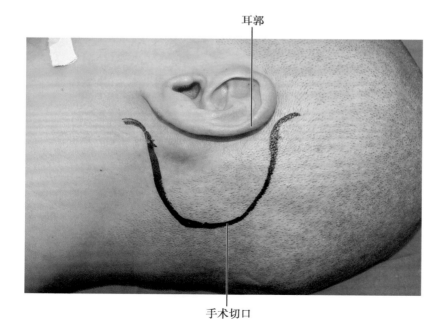

手术切口

图 13-1　手术切口

大 C 形切口：起自耳轮上极 3cm，向后距离耳郭后沟 6cm，止于乳突尖表面。

图 13-2 放置头皮夹

切开皮肤、皮下组织，常规上头皮夹止血。

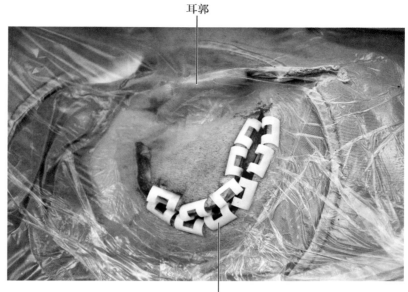

耳郭

头皮夹

图 13-3 分离皮瓣

向前分离皮瓣，上方至耳轮上，下方至乳突尖，前方至耳郭后沟，暴露骨膜。利用缝合线将皮瓣向前悬吊固定。

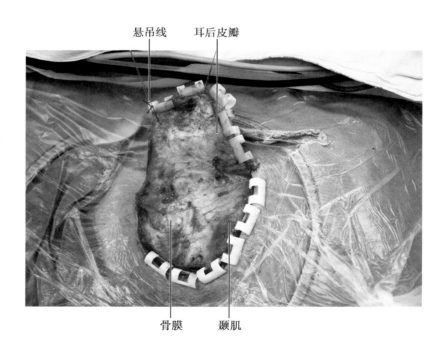

悬吊线　耳后皮瓣

骨膜　颞肌

耳后皮瓣

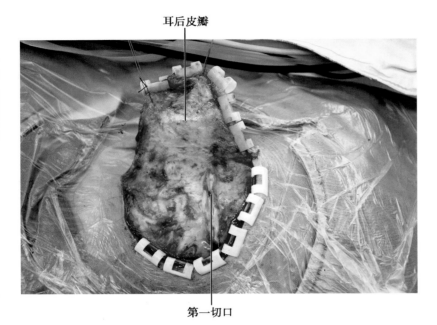

第一切口

图 13-4 骨膜第一切口

沿颞肌下缘横行切开骨膜，做骨膜第一切口。

耳后皮瓣

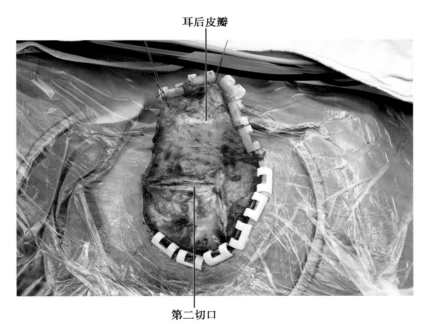

第二切口

图 13-5 骨膜第二切口

垂直于第一切口、沿乙状窦走行方向做第二切口，切制蒂在后下方的骨膜瓣。

图 13-6　暴露枕骨

利用骨膜剥离子沿骨面向后分离骨膜瓣，充分暴露枕骨。

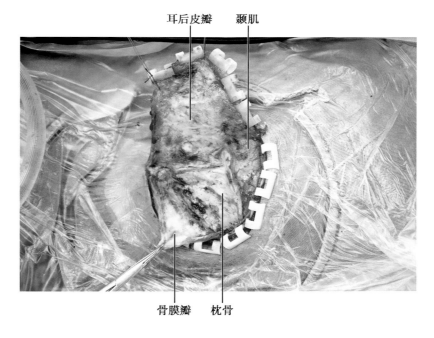

耳后皮瓣　　颞肌

骨膜瓣　　枕骨

图 13-7　放置牵开器

放置牵开器，牵开骨膜瓣、颞肌等软组织，充分暴露枕骨骨质。

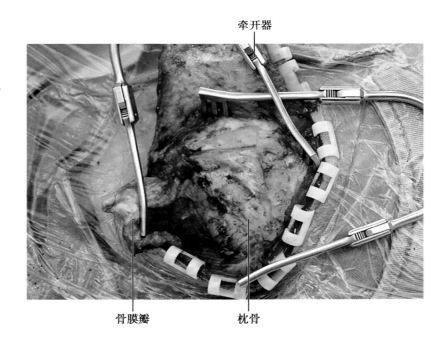

牵开器

骨膜瓣　　枕骨

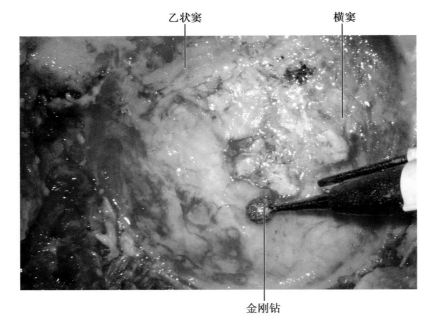

乙状窦　　　横窦

金刚钻

图 13-8　磨制骨窗

利用切割钻磨除枕骨骨质，磨制约 4cm×3cm 骨窗，骨窗前界为乙状窦后缘、上界为横窦下缘。

注意事项

接近硬脑膜时改为金刚钻继续磨除骨质，至硬脑膜表面仅保留一薄层骨壳。

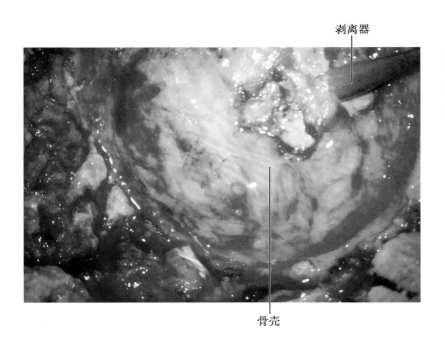

剥离器

骨壳

图 13-9　剥离骨壳

利用剥离子沿硬脑膜表面剥离骨壳，保留硬脑膜完整。

图 13-10 硬脑膜切口

利用尖刀于硬脑膜表面做一小切口，切开硬脑膜。

注意事项

注意勿过深损伤深面的小脑及血管。

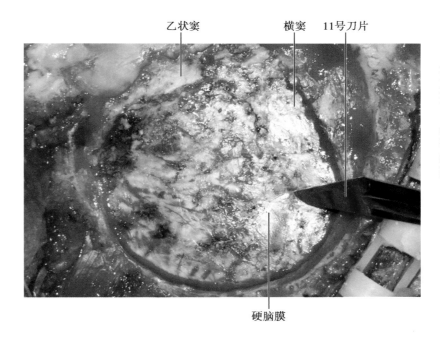

乙状窦　横窦　11号刀片

硬脑膜

图 13-11 剪开硬脑膜

利用显微剪沿硬脑膜切口继续剪开硬脑膜，形成蒂在前方的硬脑膜瓣。

注意事项

注意勿损伤深面的小脑及血管。

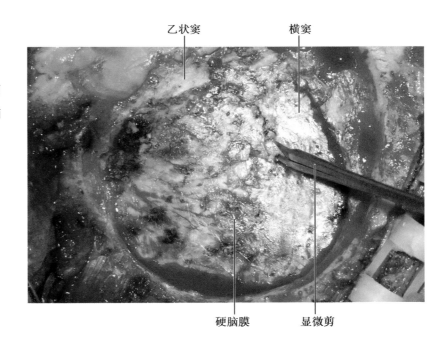

乙状窦　横窦

硬脑膜　显微剪

悬吊线　硬脑膜瓣　　　　　硬脑膜

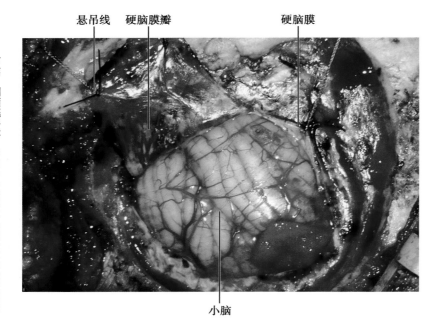

小脑

图 13-12　悬吊硬脑膜

利用 4-0 缝合线将硬脑膜瓣缝合悬吊于前方的软组织上，显露小脑。

硬脑膜瓣　　　　脑棉片

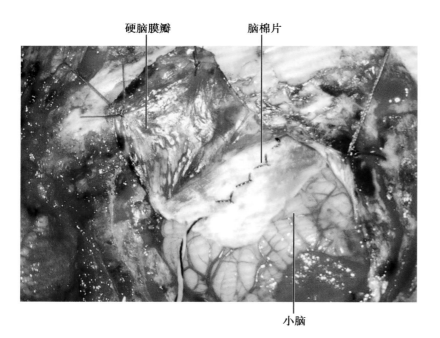

小脑

图 13-13　应用脑棉片保护小脑

应用脑棉片放置于小脑表面，保护小脑。

图 13-14　压迫小脑

通过脑棉片轻压小脑，以暴露 CPA 区。

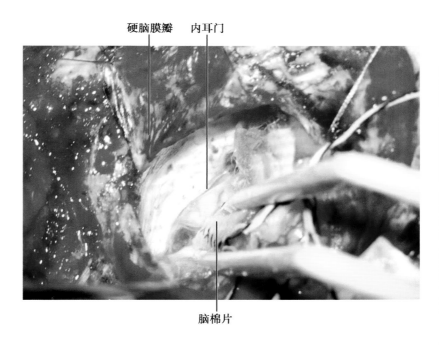

硬脑膜瓣　　内耳门

脑棉片

图 13-15　暴露 CPA

继续向后压迫小脑，暴露 CPA 区肿瘤。

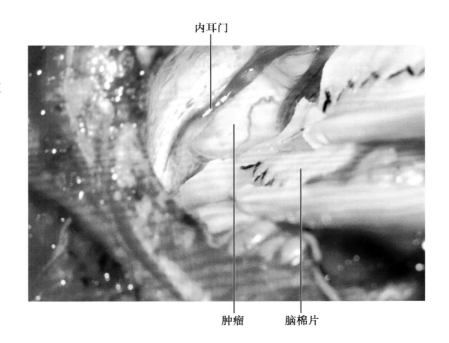

内耳门

肿瘤　　脑棉片

内耳门　　双极电凝

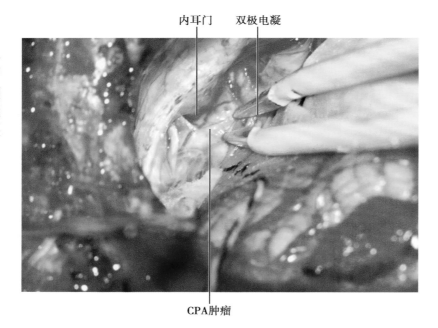

CPA肿瘤

图 13-16　电凝止血

在切除肿瘤前，利用双极电凝切断肿瘤表面血管。

肿瘤　　吸引器

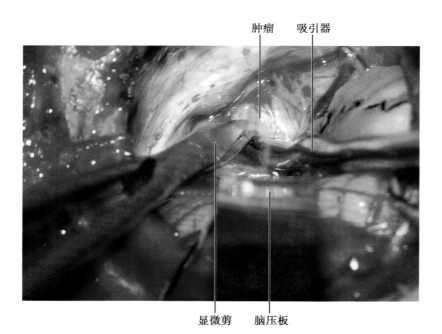

显微剪　　脑压板

图 13-17　切除肿瘤

放置脑压板固定小脑。左手持显微剪、右手持吸引器切除肿瘤。

图 13-18 定位面神经

切除肿瘤过程中，利用面神经监测刺激电极定位面神经，以免误伤面神经。

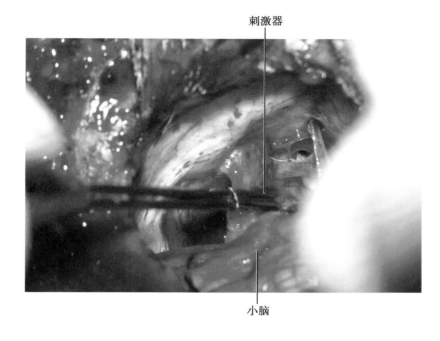

刺激器

小脑

图 13-19 切除肿瘤

完整切除内耳道内和 CPA 区肿瘤，保留面神经完整。

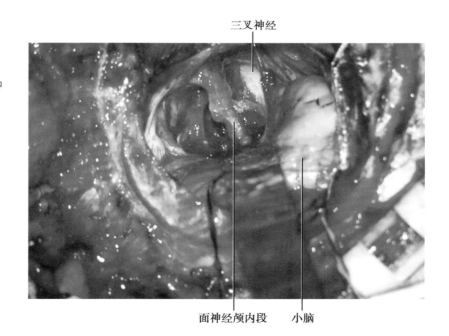

三叉神经

面神经颅内段 小脑

面神经颅内段　三叉神经

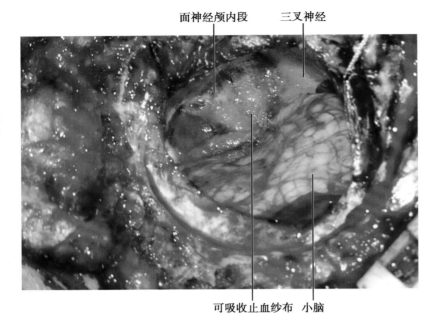

可吸收止血纱布　小脑

图 13-20　填塞可吸收止血纱布

双极电凝止血，术腔填塞可吸收止血纱布充分止血。

小脑

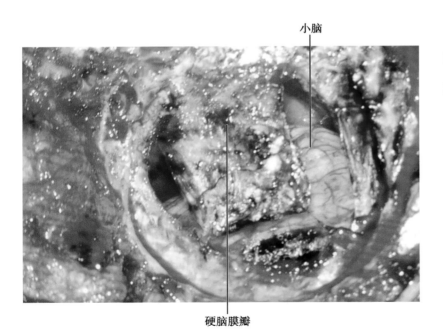

硬脑膜瓣

图 13-21　复位脑膜瓣

复位脑膜瓣并缝合。

图 13-22　脂肪填塞

切取腹部脂肪剪成条状填塞硬脑膜缺损以防止脑脊液漏。

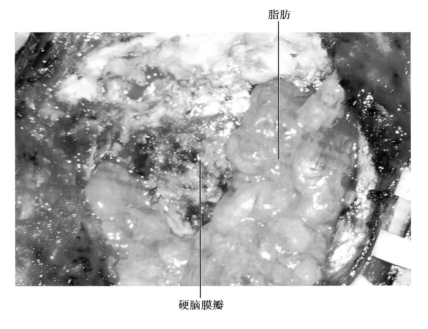

脂肪

硬脑膜瓣

图 13-23　复位骨膜瓣

复位骨膜瓣并将其缝合于上方的颞肌和前方的骨膜，加固封闭术腔。缝合切口，加压包扎，结束手术。

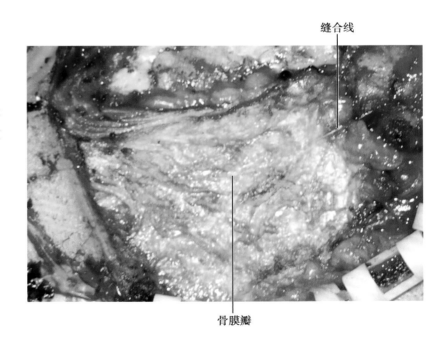

缝合线

骨膜瓣

<table>
<tr><td>第十四章</td><td>

颞下窝径路 A 型

CHAPTER 14 INFRATEMPORAL FOSSA APPROACH TYPE A
</td></tr>
</table>

<table>
<tr><td>第一节</td><td>

概述
OVERVIEW
</td></tr>
</table>

颞下窝径路 A 型是通过完成岩骨次全切除和前移面神经以暴露颞骨迷路下、颞下窝后部、下颌窝、岩尖，通过解剖颈部以保护、控制颈部大血管和神经，显露并切除颈静脉孔区病变。

● **适应证**

主要适用于侵及颈静脉孔区的肿瘤（C 型和 D 型颞骨副神经节瘤、神经鞘瘤等），也适用于广泛的岩尖胆脂瘤（累及颈内动脉）和其他颞骨肿瘤。

● **手术步骤**

1. 完成保留耳囊的岩骨次全切除　颞区 - 耳后 - 颈部皮肤切口、封闭外耳道、切除外耳道皮肤及鼓膜、开放式乳突根治、摘除听骨链、轮廓化面神经水平段与垂直段、封闭咽鼓管（详见第九章）。

2. 暴露腮腺内面神经　在乳突尖至外耳道软骨点（耳屏软骨最下端）之间连线的中点作垂直线，此为面神经腮腺段主干的走行方向。利用蚊式止血钳由浅入深逐层分离腮腺组织，按预判的面神经方向寻找面神经主干。在腮腺内暴露耳后动静脉，其位置比较浅表，位于面神经的浅层，恒定地跨过面神经主干，分离、结扎耳后动静脉后予以切断。利用蚊式止血钳沿着面神经的走行方向逐层分离腮腺组织暴露面神经主干。顺面神经主干分离腮腺显露面神经分叉处、颞面干及颈面干。

3. 暴露颈部大血管和脑神经　从乳突尖向下沿着皮纹切开颈部皮肤至甲状软骨水平。分离颈部皮瓣暴露腮腺。从后向前分离腮腺、显露胸锁乳突肌前缘。从前缘向后分离胸锁乳突肌，暴露其深面二腹肌。在二腹肌深面逐层分离、暴露颈部大血管和脑神经。向下分离至甲状软骨水平，定位颈总动脉分叉，确认颈内动脉：后方是颈内静脉，前方是颈内动脉，其前方是颈外动脉。颈内动脉、颈内静脉和迷走神经包裹在颈鞘内，迷走神经位于颈内动脉和颈内静脉之间。副神经从胸锁乳突肌深面从后下向前上跨过颈内静脉进入其深面，于颈静脉球内侧入颅。舌下神经顺着二腹肌下缘，在颈内动脉表面越过颈内动脉进入颈静脉球的深面。切断颈外静脉系统属支以便减少出血。暴露颈外动脉的分支予以分离并结扎（重点是咽升动脉）。利用蚊式止血钳贴着二腹肌后腹的深面从下向上分离，使用 15 号刀片于近乳突尖处从上向下切断二腹肌。贴着乳突尖后缘切断胸锁乳突肌附着处，向后牵拉胸锁乳突肌，充分暴露颈部大血管和脑神经。

4. 永久性面神经前移　顺颅中窝底和外耳道前壁（颞下颌关节的后壁）的方向磨制一个骨槽通至腮腺作为新的面神经骨管，骨槽深部接近膝神经节以便放置前移的面神经。利用蚊式止血钳沿面神经颞面干方向分离腮腺，使用 11 号刀片在不损伤颞面干的前提下切开腮腺组织形成一个软组织槽，其前端与新磨制的面神经骨管相连，以便放置前移的面神经。将面神经从茎乳孔至膝神经节全程轮廓化，利用 Fisch 显微剥离子去除面神经表面骨壳裸露面神经。使用鼓室成形剪切断面神经二腹肌支，在茎乳孔后方分离并剪断软组织，松解茎乳孔处面神经。使用眼科镊和眼科剪游离面神经腮腺段，将面神经主干及分支与腮腺组织完全分离。将面神经从腮腺段主干分叉处、垂直段、水平段至膝神经节完全游离，前移至预先留置的新面神经骨槽和腮腺槽内，将表面的腮腺组织闭合并缝合，固定、保护面神经。

5. 结扎乙状窦　利用 5mm 金刚钻轮廓化乙状窦，保留其表面骨壳。使用微型剥离子去除乙状窦表面骨壳，保留乙状窦完整。磨除颅后窝骨质暴露乙状窦前后硬脑膜以便结扎乙状窦。距离乙状窦后缘约 1cm，使用 11 号刀片切开颅后窝硬脑膜。与乙状窦后方的硬脑膜切口相对应，切开乙状窦前方的颅后窝硬脑膜。经乙状窦后方的硬脑膜切口伸入弯血管瘤针，紧贴乙状窦深面从后向前，避免损伤脑实质，经乙状窦前方的硬脑膜切口将牵引线引出。在乙状窦前、后方的切口放置两条结扎线。双重结扎乙状窦，阻断乙状窦向颈静脉球回流的血供。手术中也可通过保留乙状窦表面骨壳，使用可吸收止血纱布、骨蜡等填塞入骨壳和乙状窦之间压闭乙状窦，阻断乙状窦血流。

6. 结扎并切断颈内静脉　双重结扎颈内静脉，在确认安全结扎颈内静脉后切断颈内静脉。

7. 下颌骨前移　放置颞下窝牵开器，长板置于前面下颌骨升支后方，短板置于耳后切口边缘。使用乳突剥离子贴着残余颞骨鼓部表面向前分离腮腺，妥善放置颞下窝牵开器以便暴露茎突和颈内动脉。

8. 暴露颈内动脉　磨除残余颞骨鼓部、轮廓化颈静脉球，在颈静脉球前方、耳蜗前下轮廓化颈内动脉垂直段。使用 Allis 钳夹住茎突根部，利用大号弯剪贴着茎突内侧面剪断茎突肌，彻底游离并切除茎突。去除颈内动脉表面的软组织，将颈内动脉与周围组织完全分离，游离颈内动脉，完整暴露颞骨内颈内动脉垂直段和颈段颈内动脉。

9. 暴露并磨除髁突　暴露颈静脉球后方枕骨髁突，切除其表面附着软组织和肌肉，磨除部分髁突，从后下方充分暴露颈静脉球，便于彻底切除以颈静脉球为中心的肿瘤。

10. 打开颈静脉孔　充分暴露颈静脉球：上界至耳蜗，下界至颈部大血管和神经，前界至颈内动脉后壁，后界至闭塞的乙状窦。术中将乙状窦血流阻断后可以切开乙状窦外侧壁，以便显露和切除颈静脉孔周围的肿瘤。切除颈静脉球外侧壁、显露颈静脉球内侧壁，以便观察颈静脉球周围的解剖结构，前方与颈内动脉分离，后方与乙状窦断开，下方切断颈内静脉。

11. 切除肿瘤与颈静脉球　将切断的颈内静脉向上方分离、牵拉至颈静脉球处。从颈静脉孔血管部完整切除肿瘤，包括切除颈内静脉、颈静脉球外侧壁和肿瘤，完整保留颈静脉球内侧壁和颈静脉孔神经部的后组脑神经。

12. 颞下窝径路 A 型术野　上界为颅中窝底、耳蜗，下界为颈总动脉分叉，前界为颈内动脉，后界为乙状窦后脑膜。面神经被前移至腮腺，颈内动脉、后组脑神经和耳囊予以保留，切除从乙状窦、颈静脉球到颈内静脉的静脉系统，彻底切除颈静脉孔区病变。

13. 脂肪填塞术腔　为了防止脑脊液漏，利用腹部脂肪严密填塞术腔。

14. 颞肌瓣加固封闭术腔　转移颞肌旋转覆盖术腔脂肪、缝合于胸锁乳突肌，加固封闭术腔。

15. 关闭切口，加压包扎

技巧与要点

- 分离腮腺时蚊式止血钳应与视野平行逐层分离腮腺，避免垂直方向进入，确认无重要结构再予以切断。该法优点是视野清晰，便于寻找并避免损伤面神经。
- 结扎、切断耳后动静脉可避免在寻找面神经时损伤血管导致出血，切断动静脉便于显露面神经，此为寻找腮腺内面神经的标志之一。
- 分离腮腺组织时应将面神经充分游离，以免前移面神经时对面神经的过分牵拉导致面瘫。
- 分离胸锁乳突肌后缘时注意此处有从后向前斜行进入的副神经，避免损伤。

- 颈静脉球瘤的供血主要来自颈外动脉，特别是咽升动脉，此动脉位于颈动脉分叉内侧、向上走行，需提前结扎。
- 切断二腹肌可以充分显露颈部和侧颅底，达到上下贯通的目的。但要避免损伤深部的血管、神经，也要避免损伤其前上方的面神经。
- 游离面神经水平段时注意避免损伤外半规管。
- 颞骨段面神经血供均来自面神经管深面，利用腱刀贴着面神经管骨壁锐性切断面神经的供血血管。
- 茎乳孔处面神经保留部分软组织的目的：第一，保证面神经的安全，避免直接从茎乳孔处剪断软组织而损伤面神经；第二，保证移位面神经时可夹持少量软组织便于移动面神经；第三，保留的软组织便于面神经移位到腮腺后缝合固定。
- 只有前移面神经才能充分暴露前方的颈内动脉和颈静脉孔区肿瘤以便于保护颈内动脉和彻底切除肿瘤。前移的面神经不能有张力，埋置于腮腺内可为前移的面神经提供新的血液供应。
- 切开硬脑膜时避免太深误伤硬脑膜内侧血管。
- 放置乙状窦结扎线时注意将两条结扎线上下分开、各自分离，避免交叉缠绕。
- 乙状窦结扎时撕裂了乙状窦两侧的蛛网膜，可导致脑脊液流出，术毕需用肌肉缝合封闭，同时封闭外耳道、填塞咽鼓管、紧密封闭术腔以预防术后脑脊液漏和脑膜炎。
- 颞下窝牵开器在颞下窝径路 A 型手术中用于将组织前后分开、暴露术野。
- 前移下颌骨向前分离腮腺时避免过度牵拉损伤面神经，放置颞下窝牵开器时长板应与面神经平行放置，避免挤压或过度牵拉面神经。
- 如果颈静脉球瘤没有侵犯耳囊，可以考虑保留耳囊。
- 轮廓化颈内动脉时避免损伤其后上方的耳蜗和后下方的颈静脉球。此处只轮廓化暴露颈内动脉垂直段，如果要暴露颈部的颈内动脉，需要切除茎突才能全程显示颈内动脉。
- 颈内动脉位于茎突深面，切除茎突时需贴着茎突剪断肌肉、暴露颈内动脉，避免分离过深损伤颈内动脉。
- 将颈内动脉完全游离，确认颈内动脉与颈静脉球之间的位置关系，以便于在不损伤颈内动脉的前提下完整切除颈静脉孔区肿瘤。
- 注意颈内动脉和颈静脉球深面脑神经，越靠近颈内动脉管外口和颈静脉窝口的位置，舌咽神经、迷走神经和副神经越集中，最安全的做法是贴着颈内动脉分离，避免损伤后组脑神经。
- 肿瘤只累及乙状窦外侧壁，不会侵犯乙状窦内侧壁，所以不能切开乙状窦内侧壁，否则会误入脑桥小脑三角。
- 颈静脉球内侧壁不能切除，其内侧为神经部，舌咽神经、迷走神经、副神经均从神经部出颅。
- 颈静脉球内侧壁的岩下窦一般有 3～5 个开口，出血剧烈，岩下窦之间为后组脑神经出颅的地方，切除肿瘤后需要用可吸收止血纱布填塞岩下窦止血，同时避免塞入过多以免压迫后组脑神经。
- 向上分离颈内静脉过程中避免损伤其内侧的后组脑神经和前方的颈内动脉。

特定器械

颞下窝牵开器、Langenbeck 拉钩、弯血管瘤针、乳突牵开器、骨膜剥离子、Allis 钳、蚊式止血钳、眼科剪、Fisch 显微剥离子、镫骨足弓剪、Bellucci 剪、砧镫关节刀、杯状咬钳、钩针。

手术图解
SURGERY ILLUSTRATION

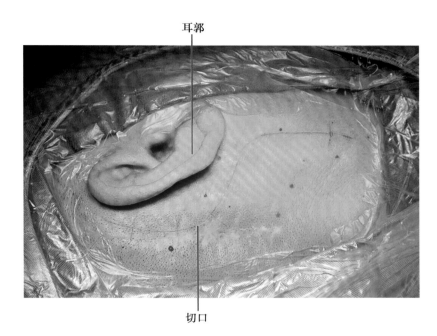

耳郭

图 14-1　切口

颞区 – 耳后 – 颈部皮肤切口：从耳轮上极上方 2cm 起始，沿耳后距离耳郭后沟 5cm 向下至乳突尖，由乳突尖沿颈部向下延伸至甲状软骨水平，做问号形切口。

注意事项

切口宜大，兼顾颞区和颈部。

切口

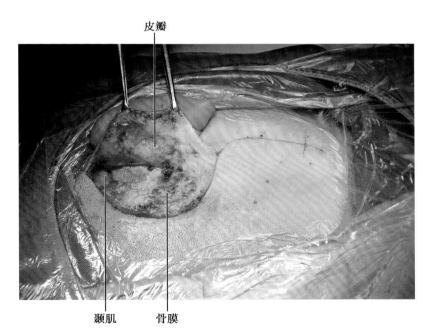

皮瓣

图 14-2　暴露骨膜、颞肌

切开耳后皮肤、皮下组织，暴露颞肌、乳突表面骨膜，沿皮下组织向前分离耳后皮瓣至耳郭后沟。

注意事项

先完成颞区手术，再处理颈部结构。

颞肌　　骨膜

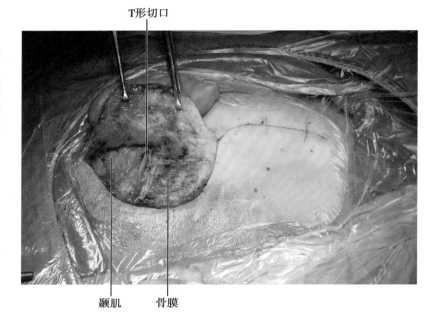

T形切口

颞肌　骨膜

图 14-3　骨膜切口

从前向后沿颞线做一切口，垂直于颞线距外耳道后壁 5mm 做一切口，T 形切开乳突表面骨膜至乳突尖。

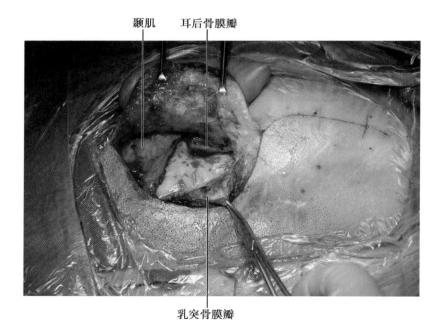

颞肌　耳后骨膜瓣

乳突骨膜瓣

图 14-4　分离骨膜瓣

使用骨膜剥离子贴着乳突骨面向前分离骨膜瓣至外耳道后壁，向后分离骨膜暴露乳突表面骨皮质，向上分离颞肌暴露颞骨鳞部。

图 14-5 切开外耳道后壁

使用 11 号刀片从 11 点～5 点横行切开外耳道后壁皮肤。

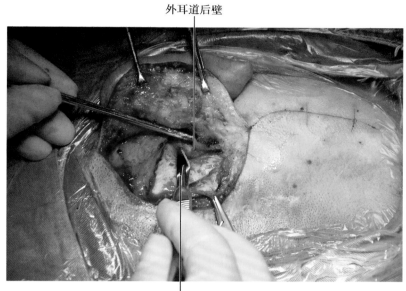

外耳道后壁

11号刀片

图 14-6 外耳道后壁切口

切开外耳道后壁，暴露外耳道及其前壁皮肤。

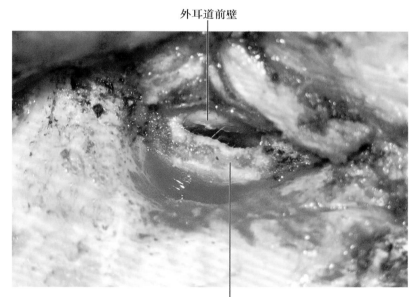

外耳道前壁

外耳道后壁

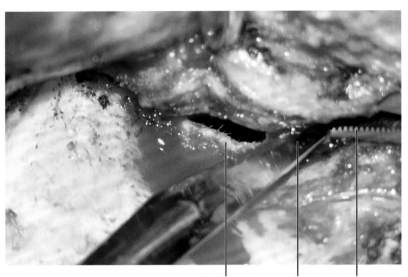

外耳道后壁　11号刀片　蚊式止血钳

图 14-7　切断外耳道前壁

利用蚊式止血钳深入外耳道前壁耳屏软骨的前方，将耳屏软骨与腮腺分离。在蚊式止血钳开口之间，使用 11 号手术刀片横行切断耳屏软骨和外耳道前壁皮肤。

外侧外耳道

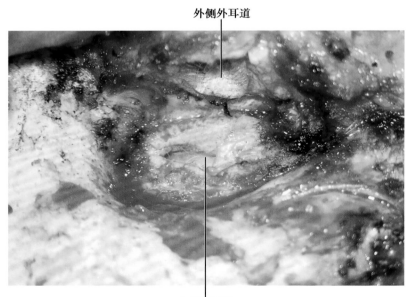

内侧外耳道

图 14-8　横断外耳道

横断外耳道后，外耳道被分为外侧和内侧两个部分。

图 14-9　分离外侧外耳道皮肤

使用眼科剪在外侧外耳道的皮肤和软骨之间，贴着软骨表面环形分离外耳道皮肤，向外耳道口方向分离约 1cm，保证皮肤完整，形成一个完整的皮筒。

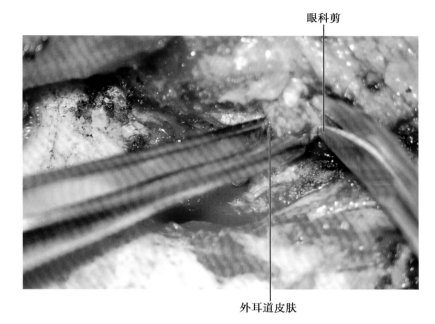

眼科剪

外耳道皮肤

图 14-10　预置牵引线

使用 4-0 可吸收线在外耳道外侧皮肤预置牵引线。

注意事项

牵引线第一次进针：缝线首先由外侧外耳道前壁皮肤穿入皮下，然后从皮下穿出。

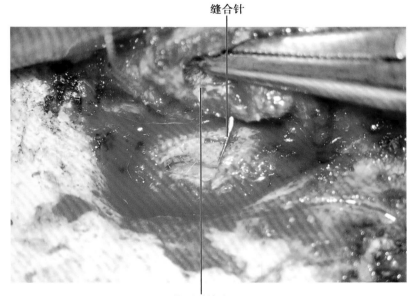

缝合针

外耳道前壁

外耳道后壁

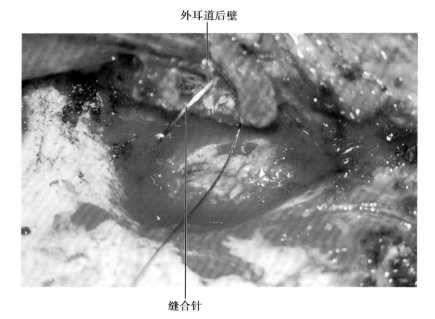

缝合针

图 14-11　预置牵引线

牵引线第二次进针：在外侧外耳道后壁，上述同一缝线再由皮下进入，从皮肤穿出，缝线再次穿回到外耳道。

外耳道皮筒

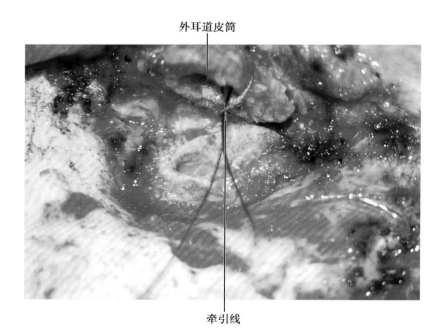

牵引线

图 14-12　预置牵引线

预置好第 1 根牵引线。

图 14-13　夹持牵引线

经外耳道口插入蚊式止血钳，贴着外耳道底进入视野，从外侧外耳道皮肤切口的断端露出蚊式止血钳，夹持牵引线，将牵引线从外耳道口拉出。

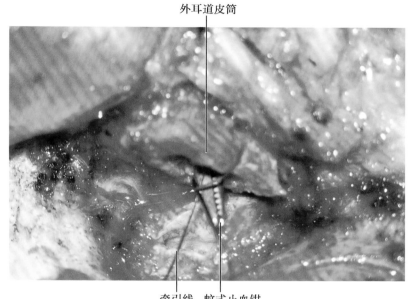

外耳道皮筒

牵引线　蚊式止血钳

图 14-14　拉出外耳道皮瓣

同样方法预置并拉出第 2 根牵引线，利用两根牵引线将游离的外耳道外侧皮肤呈套袖状拉出外耳道口。

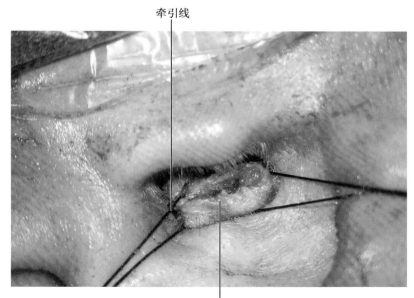

牵引线

外耳道皮肤

缝合针

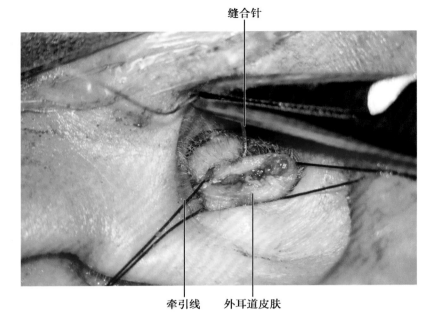

牵引线　外耳道皮肤

图 14-15　缝合皮肤

利用 4-0 缝合线将外翻的外耳道
皮肤断端缝合，封闭外耳道。

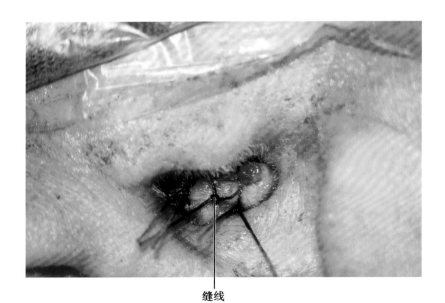

缝线

图 14-16　封闭外耳道

缝合后的外耳道外侧皮肤。

图 14-17 加固缝合

利用前述切制的耳后骨膜瓣作为封闭外耳道的第二层组织，将骨膜瓣向后缝合至残留的耳屏软骨上，加固缝合封闭外耳道。

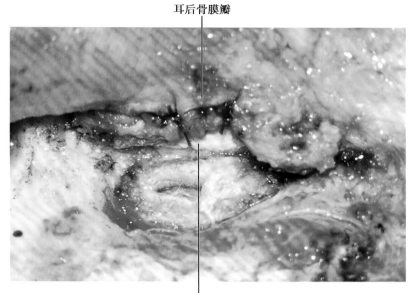

耳后骨膜瓣

耳屏软骨

图 14-18 分离腮腺

在乳突尖至外耳道软骨点（耳屏软骨最下端）之间连线的中点作垂直线，此为面神经腮腺段主干的走行方向。利用蚊式止血钳由浅入深逐层分离腮腺组织，按预判的面神经方向寻找面神经主干。

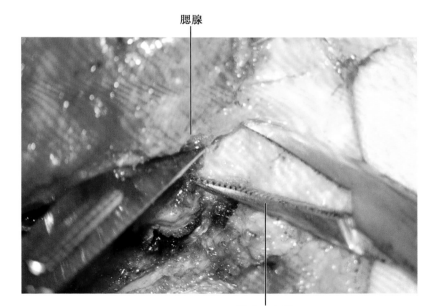

腮腺

蚊式止血钳

第十四章 颞下窝径路 A 型 CHAPTER 14 INFRATEMPORAL FOSSA APPROACH TYPE A

179

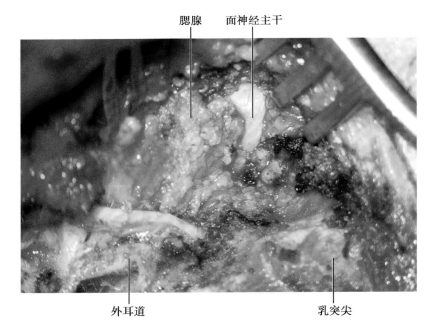

腮腺　　面神经主干

外耳道　　　　　　　　乳突尖

图 14-19　暴露面神经主干

分离腮腺组织暴露面神经主干后，顺面神经主干分离腮腺显露面神经分叉处、颞面干及颈面干。

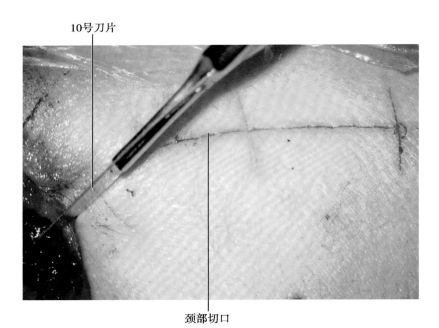

10号刀片

颈部切口

图 14-20　延长切口

利用 10 号刀片从乳突尖向下延长皮肤切口至甲状软骨水平，沿切口向前、向后分离颈部皮瓣，依次暴露颈部大血管和神经。

▍ 注意事项

封闭外耳道、定位腮腺段面神经后开始解剖颈部。

图 14-21　暴露颈部大血管和神经

先找到腮腺后缘和胸锁乳突肌的分界线，向前分离腮腺，定位胸锁乳突肌前缘。从前缘向后分离胸锁乳突肌，暴露二腹肌。在二腹肌深面逐层分离，暴露颈部大血管和脑神经。沿颈部向下分离至甲状软骨水平，定位颈总动脉分叉，确认颈内动脉。

注意事项

此处解剖关系：最后方是颈内静脉，其前方是颈内动脉，再前方是颈外动脉。

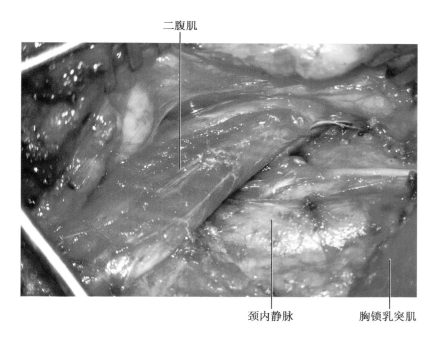

二腹肌

颈内静脉　胸锁乳突肌

图 14-22　暴露颈部大血管和神经

暴露舌下神经、颈内静脉。

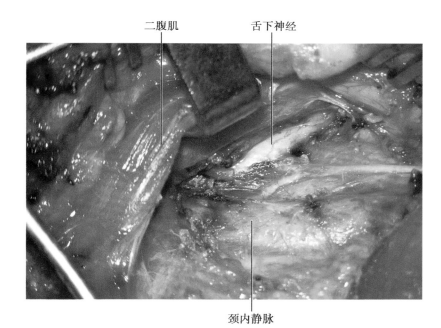

二腹肌　　舌下神经

颈内静脉

舌下神经　　颈内动脉

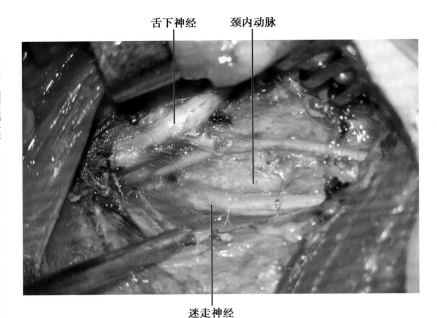

迷走神经

图14-23　暴露颈部大血管和神经

利用拉钩将胸锁乳突肌和下颌下区软组织牵开。颈部上方显示至二腹肌，下方显示至颈总动脉分叉。暴露颈部重要的神经和血管（颈内动脉、颈外动脉、颈内静脉、颈外静脉、副神经、迷走神经、舌下神经），并予以保留，避免损伤。在颈总动脉分叉处附近找到颈内静脉、颈总动脉和迷走神经，并向上找到二腹肌。颈内动脉、颈内静脉和迷走神经包裹在颈鞘内，颈内动脉位于颈内静脉的前内，迷走神经位于颈内动脉和颈内静脉之间。副神经跨过颈内静脉表面，进入颈内静脉深面，从胸锁乳突肌深面从后下向前绕过颈内静脉进入其深面，于颈静脉球内侧壁的神经部入颅。舌下神经顺着二腹肌的下缘，在颈内动脉的表面，越过颈内动脉进入颈静脉球的深面。在颈部，副神经从后向前、向内，舌下神经从前向后、向内走行。

图14-24 暴露乳突骨皮质

沿骨面分离乳突骨膜瓣和颞肌，置入乳突牵开器，暴露乳突表面骨质。

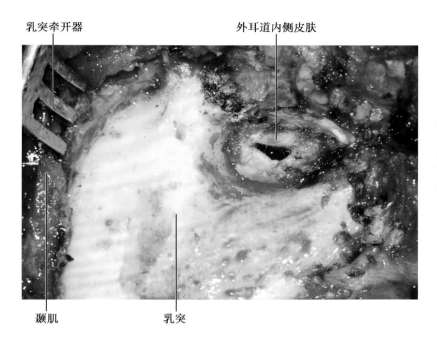

乳突牵开器　　　　　　　外耳道内侧皮肤

颞肌　　　　　乳突

图14-25 切除外耳道内侧皮肤

切除外耳道内侧残留皮肤，暴露骨性外耳道。

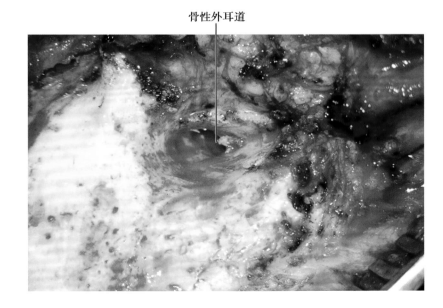

骨性外耳道

颞线　　骨性外耳道

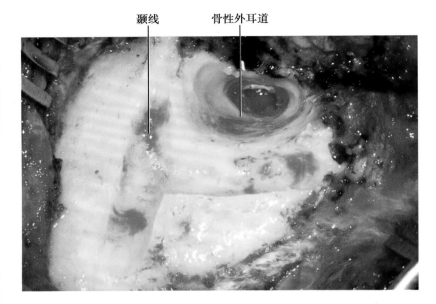

图 14-26　磨除乳突骨皮质

利用切割钻沿颞线向后磨除乳突骨皮质，并沿外耳道切线垂直于颞线，呈 T 形磨除骨质。

中颅底　　　　　　鼓膜　　　　乳突尖

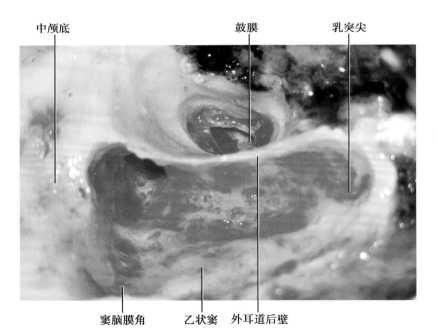

窦脑膜角　　乙状窦　外耳道后壁

图 14-27　闭合式乳突根治

轮廓化中颅底、乙状窦、窦脑膜角、乳突尖，完成闭合式乳突根治。

图 14-28 开放式乳突根治

磨除外耳道后壁，开放上鼓室，磨低面神经嵴，完成开放式乳突根治。

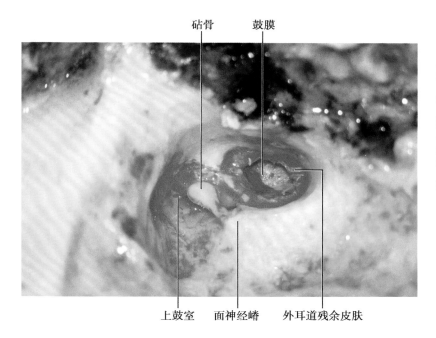

砧骨　鼓膜

上鼓室　面神经嵴　外耳道残余皮肤

图 14-29 摘除砧骨

分离砧镫关节、锤砧关节，摘除砧骨。

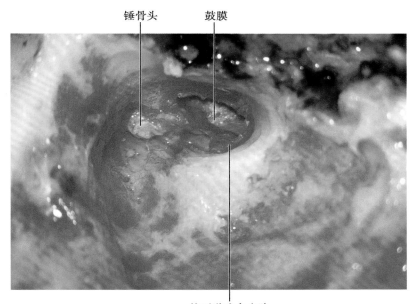

锤骨头　鼓膜

外耳道残余皮肤

镫骨　鼓岬

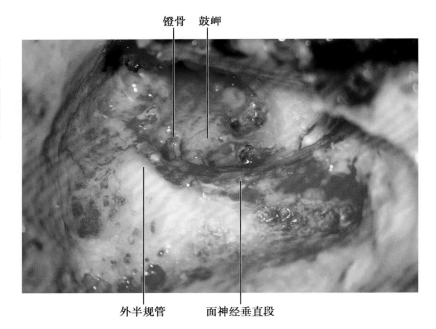

外半规管　面神经垂直段

图 14-30　轮廓化面神经

剪断鼓膜张肌，清除锤骨、鼓膜及外耳道内残余皮肤，轮廓化面神经。

新面神经骨管　面神经垂直段　Allis 钳

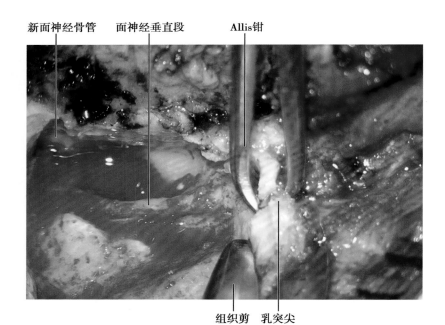

组织剪　乳突尖

图 14-31　切除乳突尖

磨除二腹肌嵴，暴露二腹肌。利用 Allis 钳夹持乳突尖，同时利用组织剪贴着二腹肌表面，松解并切除乳突尖，充分暴露茎乳孔。于颧弓根处磨制新的面神经骨管。

图 14-32 全程游离面神经

将面神经从腮腺段主干分叉处、垂直段、水平段至膝神经节完全游离。

新面神经骨管

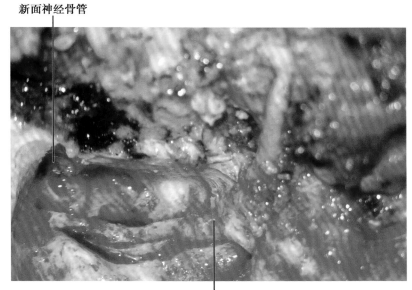

面神经垂直段

图 14-33 向前移位面神经

将游离的面神经向前移位至腮腺。

面神经固定线　　面神经　腮腺

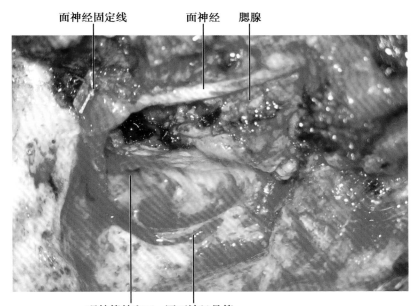

咽鼓管鼓室口　原面神经骨管

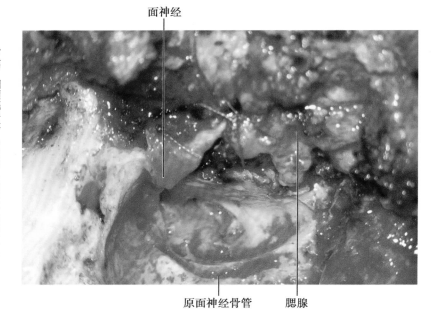

面神经

原面神经骨管　腮腺

图 14-34　埋植面神经

将向前移位的面神经埋植于腮腺内，有利于保护面神经。

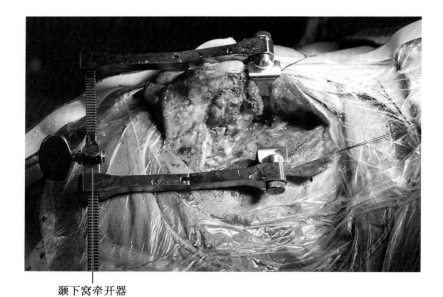

颞下窝牵开器

图 14-35　植入颞下窝牵开器

颞下窝牵开器在颞下窝径路 A 型中用于将组织前后分开，暴露术野。

▌ 注意事项

从头顶放置颞下窝牵开器，长板置于前方的下颌骨升支后方，短板置于后面的切缘。

图 14-36 剪断二腹肌

利用组织剪切断二腹肌。

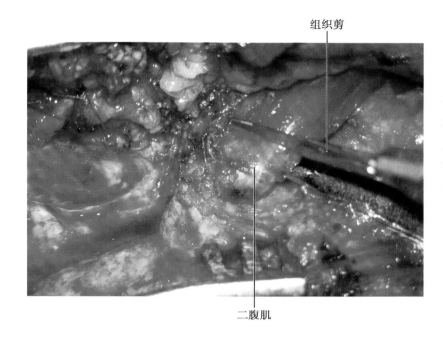

二腹肌

图 14-37 暴露茎突

分离茎突周围组织，暴露茎突。

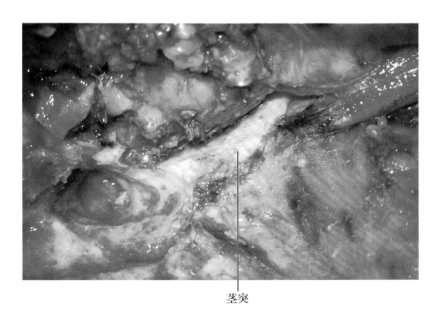

茎突

Allis钳

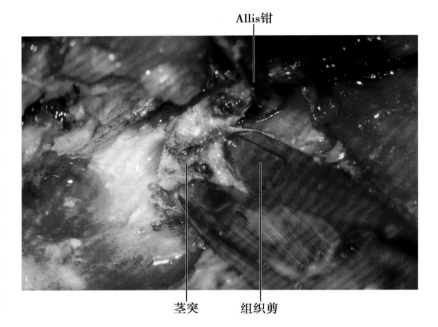

茎突　　组织剪

图 14-38　切断茎突附着肌肉

使用 Allis 钳夹住茎突根部，同时用组织剪贴着茎突内侧面，剪断附着于茎突的组织，游离、切除茎突。

注意事项

切除茎突后才可能充分暴露颈内动脉。

乙状窦

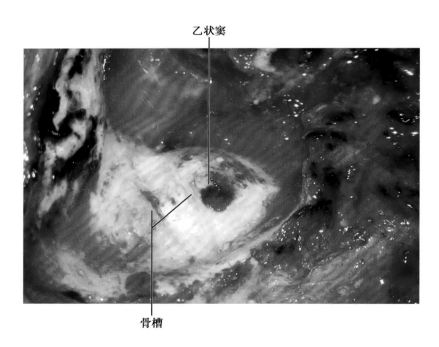

骨槽

图 14-39　磨制乙状窦骨槽

于轮廓化的乙状窦上方磨制一骨槽。

图 14-40 压闭乙状窦

利用骨蜡、可吸收止血纱布填塞骨槽，压闭乙状窦。

注意事项

填塞物只是压迫乙状窦，不是填入乙状窦内。

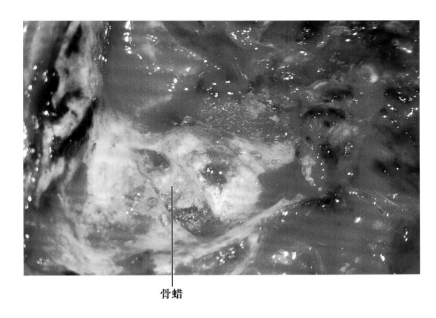

骨蜡

图 14-41 结扎颈内静脉

在寰椎横突下方，双重结扎颈内静脉。

肿瘤　　　　　结扎线

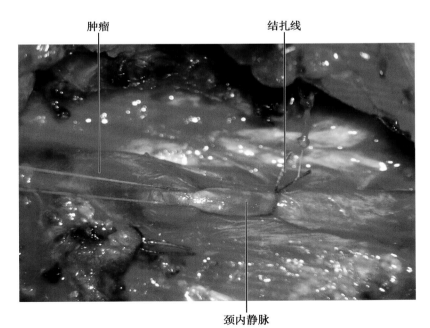

颈内静脉

结扎线　　　　　　　颈内静脉

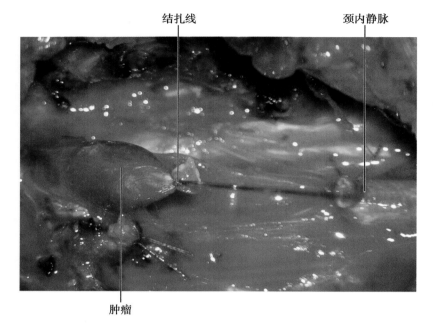

肿瘤

图 14-42　切断颈内静脉

在确认安全地结扎颈内静脉后，切断颈内静脉，牵拉颈内静脉向上至颈静脉孔，切除肿瘤。

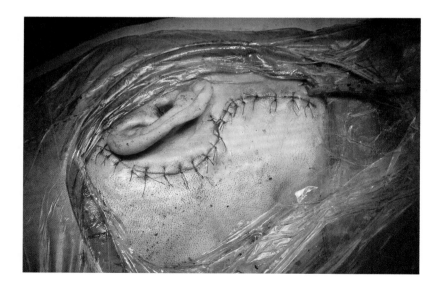

图 14-43　缝合切口

封闭咽鼓管，脂肪填塞术腔，缝合切口。

第十五章	颞下窝径路 B 型

CHAPTER 15 INFRATEMPORAL FOSSA APPROACH TYPE B

第一节	概述

OVERVIEW

颞下窝径路 B 型是颞下窝径路 A 型向前方的扩展，意在暴露颞骨岩尖（包括颈内动脉水平段）和斜坡以便切除累及此区域的病变。通常完整保留蝶骨翼突。

● **适应证**

1. 累及岩尖（包括颈内动脉水平段）的胆脂瘤、良性肿瘤等。

2. 累及中颅底、斜坡的脊索瘤、软骨肉瘤等。

3. 联合颞下窝径路 A 型切除 C3 型以上的颈静脉球瘤。

● **手术步骤**

1. 做颞部 - 耳后皮肤切口 切口前方始于眶外侧缘发际线后，沿着颞区向后至耳后向下呈弧形延伸至乳突尖。

2. 完成保留耳囊的岩骨次全切除术 封闭外耳道、切除外耳道皮肤及鼓膜、开放式乳突根治、摘除听骨链、轮廓化面神经水平段与垂直段、封闭咽鼓管等详见第九章。

3. 识别面神经额支 额支位于颧弓下缘，暴露腮腺内面神经额支避免后续处理颧弓时误伤面神经。

4. 处理颧弓及颞肌 向前下分离皮下组织暴露颧弓。切开颧弓上缘，利用骨膜剥离子将颧弓表面骨膜向下方分离至颧弓下缘，将面神经额支推向下方，游离颧弓。在颧弓前端水平打两孔，在两孔之间切断颧弓。将颧弓连带附着咬肌向下翻转暴露颞窝和颞肌。沿着颞肌附着处切断颞肌，将整个颞肌向前、向下掀翻，以便于充分暴露颅中窝底。

5. 定位颈内动脉垂直段 完成岩骨次全切除。在鼓室前方利用金刚钻轮廓化颈内动脉垂直段，表面保留薄层骨壳。轮廓化并保留耳蜗、面神经于原位，磨除咽鼓管峡部，暴露颈内动脉水平段后端。

6. 处理颞下颌关节 磨除外耳道前壁骨质，暴露颞下颌关节。切除关节囊，暴露下颌骨髁突。利用电钻磨除颞下颌关节的颞骨关节面和相邻颅中窝底骨质。切除关节盘，放置颞下窝牵开器，将髁突向下方牵开、下移下颌骨。

7. 暴露并切断脑膜中动脉、三叉神经下颌支 广泛磨除颅中窝底骨质，暴露从棘孔穿出的脑膜中动脉。继续向前内磨除颅中窝底骨质，在棘孔前下方找到穿出卵圆孔的三叉神经下颌支。沿已经轮廓化的颈内动脉垂直段继续向上、向前磨除暴露颈内动脉弯曲部。远离颅中窝底切断脑膜中动脉和三叉神经下颌支，以便充分暴露其深部的颈内动脉水平段。

8. 显露颈内动脉水平段 切断脑膜中动脉和三叉神经下颌支后去除咽鼓管骨部和软骨部，继续沿颅中窝底尽量向前磨除骨质，充分暴露颈内动脉水平段（最前方可至破裂孔）以便暴露和处理岩尖病变。必要时可上抬颅中窝硬脑膜充分暴露颈内动脉水平段。

9. 暴露岩尖、斜坡以便切除肿瘤 暴露颈内动脉水平段后可以在保证颈内动脉安全的情况下，切除岩尖和斜坡病变。

10．翻转颞肌填塞术腔　病变切除后，向内下翻转颞肌填塞颅中窝底术腔。

11．利用胸锁乳突肌瓣或蒂在下方的耳后 - 枕部肌瓣封闭乳突腔

12．颧弓带咬肌复位　颧弓前端用钢丝复位固定，以免面部过分塌陷。

13．关闭切口、加压包扎

技巧与要点

- 因为颞下窝径路 B 型需要暴露下颌骨髁突、颧弓、上颌骨颧突等结构，所以切口位置较颞下窝径路 A 型更靠前。
- 提前在颧弓打孔便于在手术结束时用钢丝复位颧弓，减少面部塌陷。
- 向下分离颞肌时需保留其与下颌骨冠状突的连接，在术毕时用作带血管的肌瓣填塞术腔。
- 颞下窝径路 B 型保留颞骨段面神经于原位，不需要前移。
- 颞下窝径路 B 型手术中颞下窝牵开器按上下方向放置，长板置于下方的下颌骨髁突，短板置于上方的术腔上缘。
- 下移下颌骨髁突才能创造出位于颅中窝底和下颌骨髁突之间的手术空间，便于继续向前、向内广泛磨除颅中窝底骨质，暴露脑膜中动脉和下颌神经，去除咽鼓管，再进一步暴露颈内动脉水平段。
- 咽鼓管位于脑膜中动脉的内侧、颈内动脉的外侧，咽鼓管峡部的下方就是颈内动脉，咽鼓管是颈内动脉浅表的一个标志。颈内动脉水平段的走行向前上方，咽鼓管的走行向前下方。
- 脑膜中动脉和三叉神经下颌支两者几乎平行，靠后外的是脑膜中动脉，靠前内的是三叉神经下颌支。
- 术中避免贴近颅中窝底切断脑膜中动脉，以免断端缩入颅骨内无法止血。
- 尽量靠近中线鼻咽部切除咽鼓管软骨部，并使用缝线严密缝合，预防潜在的鼻咽部逆行感染。
- 颈内动脉水平段的底壁位于岩枕交界处（斜坡），斜坡位于颈内动脉垂直段的前方、水平段的下方，颞下窝径路 B 型可暴露并切除斜坡的病变。

颞下窝径路 B 型可以处理岩尖的病变，特别是围绕颈内动脉水平段的病变。

特定器械

颞下窝牵开器、Langenbeck 拉钩、弯血管瘤针、乳突牵开器、骨膜剥离子、Allis 钳、蚊式止血钳、眼科剪、Fisch 显微剥离子、鼓室成形剪、镫骨足弓剪、Bellucci 剪、砧镫关节刀、杯状咬钳、钩针。

图 15-1　颞部 – 耳后皮肤切口

切口前方始于眶外侧缘发际线后，沿着颞区向后至耳后、向下呈弧形，延伸至乳突尖。

注意事项

切口宜大，以便暴露整个颧弓及颞肌。

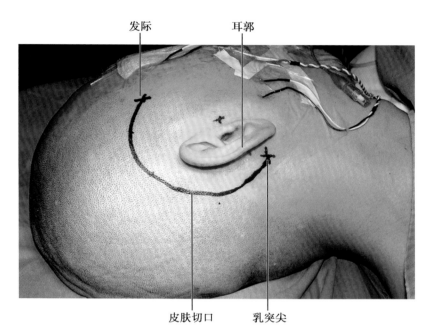

发际　　耳郭

皮肤切口　　乳突尖

图 15-2　放置头皮夹

切开皮肤、皮下组织后，对于发际内的皮肤切口，常规利用头皮夹止血。

注意事项

头皮出血点不宜过分电凝以免影响切口愈合。

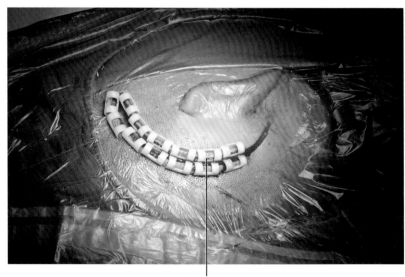

头皮夹

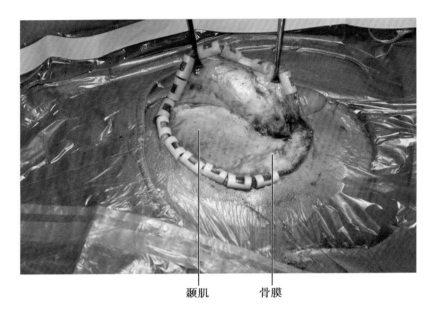

颞肌　　骨膜

图 15-3　暴露颞肌

向前分离皮肤、皮下组织，广泛暴露颞肌、乳突表面骨膜。

应向前、向上尽可能多的暴露颞肌以便后续分离颞肌。

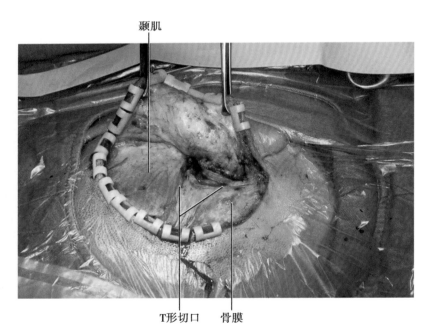

颞肌

T形切口　　骨膜

图 15-4　骨膜切口

利用电刀沿颞线做横切口，垂直于颞线、距外耳道后壁 5mm 做竖切口，T 形切开乳突表面骨膜。

图 15-5　分离骨膜

利用骨膜剥离子沿骨面向前分离
骨膜至外耳道后壁，向后分离骨
膜暴露乳突表面骨皮质。

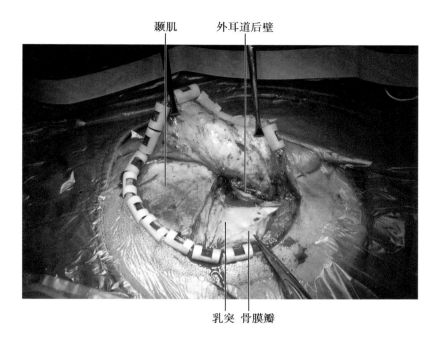

颞肌　外耳道后壁

乳突　骨膜瓣

图 15-6　横断外耳道

横断、封闭外耳道（同颞下窝径
路 A 型 ）。

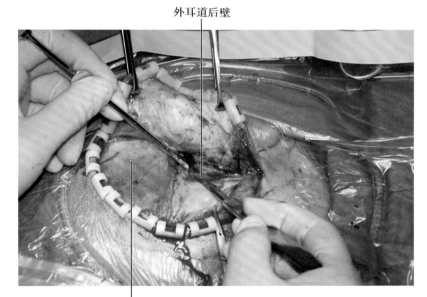

外耳道后壁

颞肌

颞肌瓣

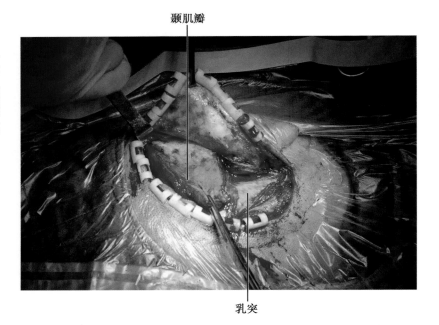

乳突

图 15-7　切制颞肌瓣

沿颞肌附着处切开颞肌，切制蒂在前下方的颞肌瓣，利用骨膜剥离子沿骨面分离颞肌。

颞肌瓣　颞线

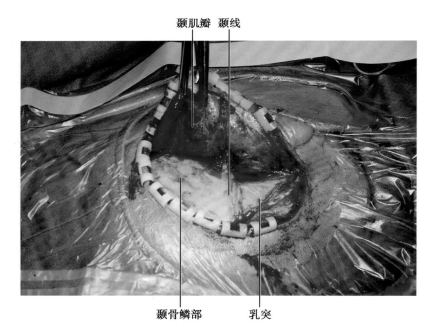

颞骨鳞部　　乳突

图 15-8　翻转颞肌瓣

将颞肌瓣向前下翻转，广泛暴露颞骨鳞部。

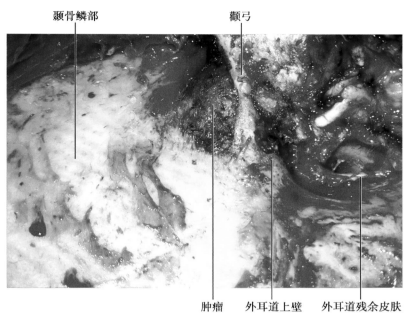

图 15-9　暴露颧弓

继续向前分离软组织，暴露颧弓、颞鳞部，显露肿瘤。

颞骨鳞部　　　　　颧弓

肿瘤　外耳道上壁　外耳道残余皮肤

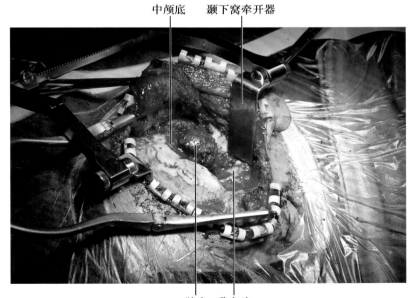

图 15-10　放置颞下窝牵开器

完成岩骨次全切除术。磨除颧弓，暴露颞下颌关节，切除关节囊，广泛轮廓化中颅底。放置颞下窝牵开器，将下颌骨髁突向下方牵拉。通过轮廓化中颅底和下移下颌骨创造出手术空间。

中颅底　　颞下窝牵开器

肿瘤　乳突腔

中颅底

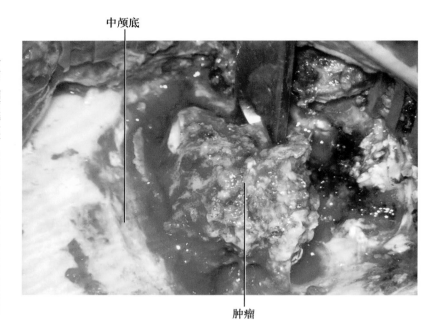

肿瘤

图 15-11 暴露肿瘤

磨除肿瘤周围骨质，充分暴露肿瘤。

▎**注意事项**

轮廓化中颅底时要注意避免损伤颅中窝脑膜。

中颅底

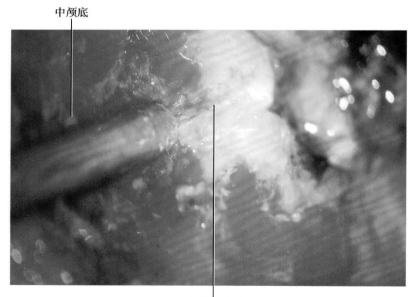

脑膜中动脉

图 15-12 暴露脑膜中动脉

切除肿瘤，继续向前磨除中颅底骨质，暴露脑膜中动脉。

▎**注意事项**

安全切断脑膜中动脉，避免术后发生硬脑膜下血肿。

图 15-13　切除肿瘤

切断脑膜中动脉和三叉神经下颌支后完整切除肿瘤。填塞咽鼓管防止脑脊液漏和逆行感染。

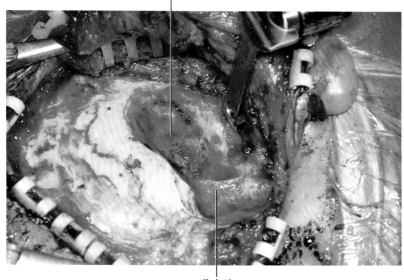

中颅底硬脑膜

乳突腔

图 15-14　脂肪填塞

利用腹部脂肪严密填塞术腔。

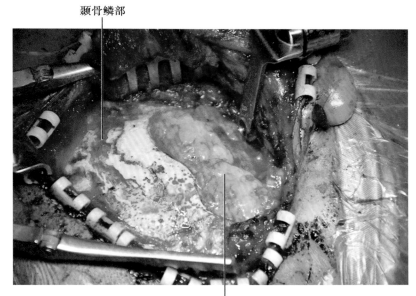

颞骨鳞部

脂肪

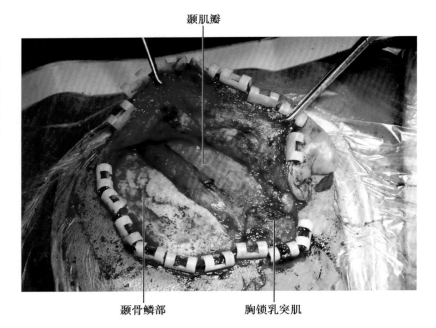

颞肌瓣

颞骨鳞部　　　　胸锁乳突肌

图 15-15　封闭术腔

将颞肌瓣向下翻转，与胸锁乳突肌缝合，封闭术腔。

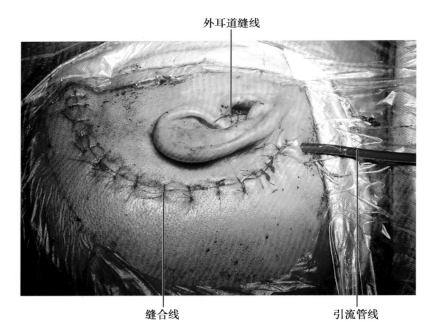

外耳道缝线

缝合线　　　　引流管线

图 15-16　缝合切口

逐层缝合皮肤切口。

■ **注意事项**

若硬脑膜无缺损，术腔置负压引流管。

参考文献

[1] FISCH U, MORGELI C, MUDRY A. Microscope and Ear (The Origin of Microsurgery). Museum of Medical History of the University of Zurich, 2012.

[2] FISCH U, MORGELI C, MUDRY A. 显微镜与耳科学（显微外科起源）. 夏寅, 译. 北京: 人民卫生出版社, 2014.

[3] FISCH U, LINDER T. Microsurgery of the Temporal Bone. The Zurich Dissection Guidelines. Fisch Intermational Microsurgery Foundation.2nd ed. Tuttlingen: Endo Press, 2014.

[4] FISCH U, LINDER T. 颞骨显微外科技术（苏黎世指南）: 第2版. 夏寅, 译. 北京: 中国协和医科大学出版社, 2014.

[5] 夏寅, 阮标. 颞骨外科解剖图谱. 北京: 人民卫生出版社, 2018.

[6] FISCH U, MATTOX D. Microsurgery of the Skull Base. Stuttgart-New York: Thieme, 2000.

[7] FISCH U, MATTOX D. 颅底显微外科学. 王正敏, 译. 上海: 上海科学技术出版社, 2012.

[8] 王正敏. 耳显微外科学. 上海: 上海科学技术出版社, 2004.

[9] 夏寅, 贾旺. 侧颅底外科解剖图谱. 北京: 人民卫生出版社, 2018.

附录

APPENDIX

一、显微镜
MICROSCOPE

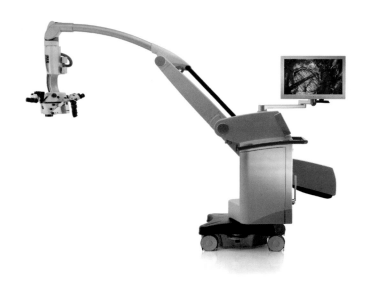

二、耳科电钻
OTOLOGIC SURGICAL ELECTRIC DRILL

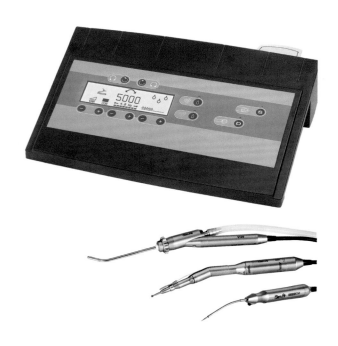

三、耳科显微器械

OTOMICROSURGERY INSTRUMENT

1. 撑开器

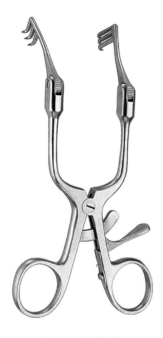

Fisch 双关节撑开器

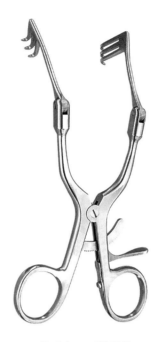

Dalchow 牵开器

2. 耳科显微器械

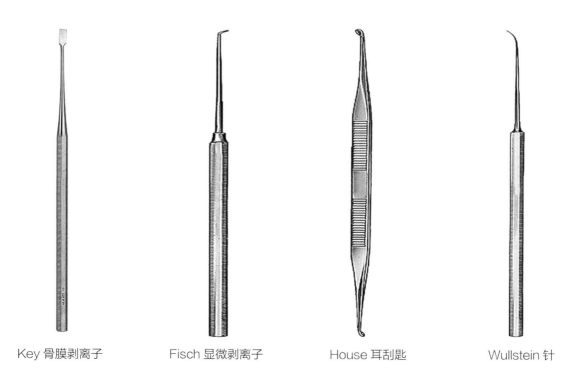

Key 骨膜剥离子　　　　　Fisch 显微剥离子　　　　　House 耳刮匙　　　　　Wullstein 针

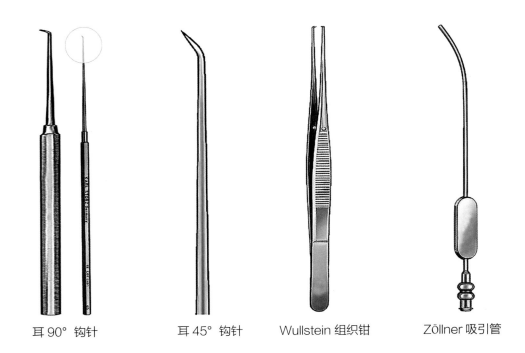

耳 90° 钩针　　　　耳 45° 钩针　　　Wullstein 组织钳　　　Zöllner 吸引管

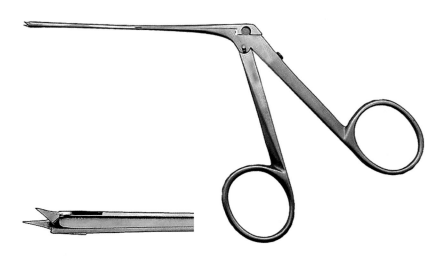

Fisch-Bellucci 显微剪

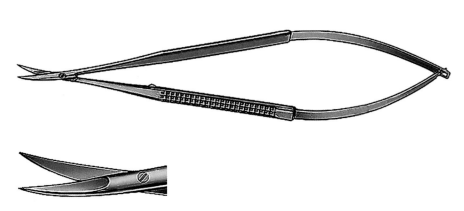

显微剪

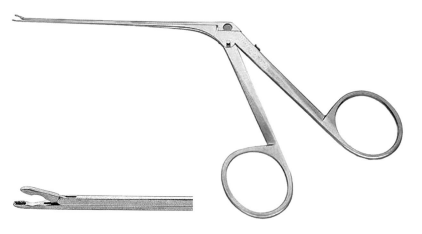

Fisch 耳钳

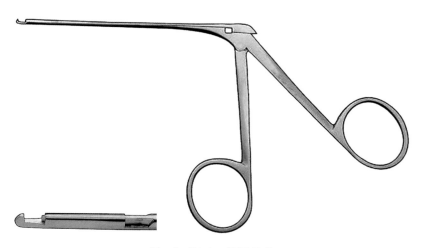

Fisch-Dieter 锤骨头剪

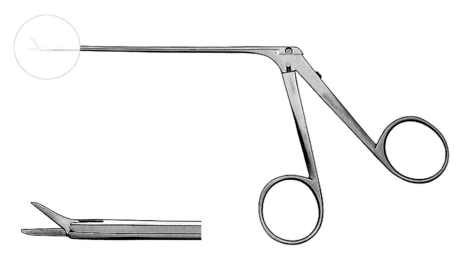

Bellucci 剪

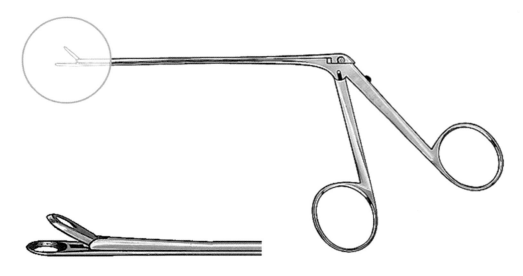

Strumpel 钳

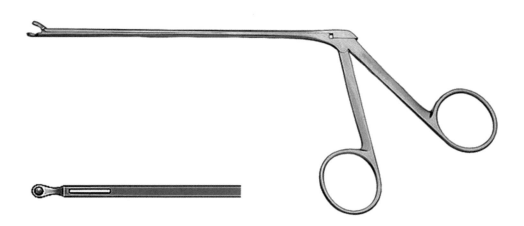

Fisch 耳钳

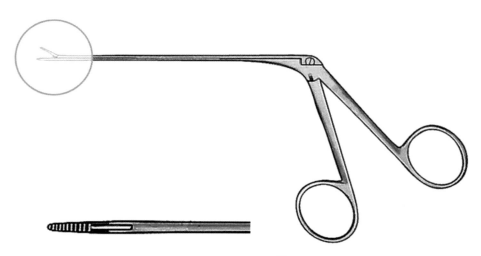

Hartmann 耳钳

四、颅底显微器械

1. Fisch 颞下窝撑开器

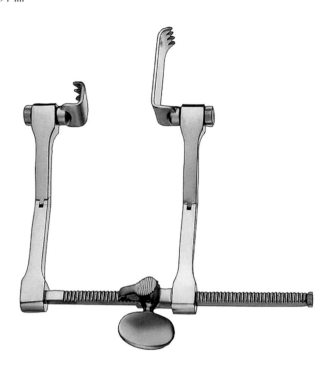

2. Fisch 颅中窝撑开器

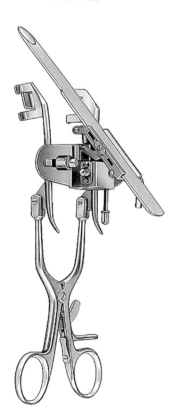

3. 大号撑开器

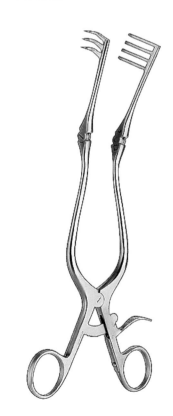

4. 拉钩

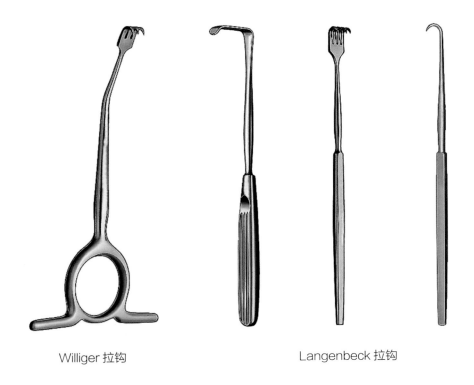

Williger 拉钩   Langenbeck 拉钩

5. 咬骨钳

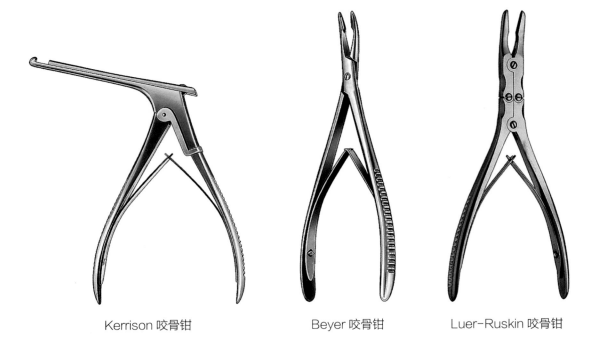

Kerrison 咬骨钳   Beyer 咬骨钳   Luer-Ruskin 咬骨钳

6. 剥离器　　　　　　　　　　　　7. 剪刀和镊

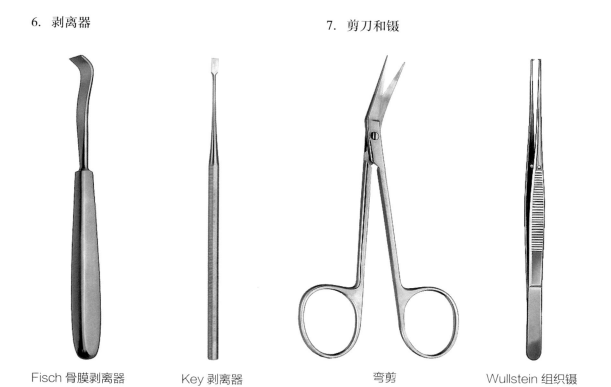

Fisch 骨膜剥离器　　　Key 剥离器　　　　　　弯剪　　　　　Wullstein 组织镊